D0995435

L'ASTHME,

UNE MALADIE
QUI A DU
SOUFFLE

Catalogage avant publication de la Bibliothèque nationale du Canada

Mallette, Yves

L'asthme, une maladie qui a du souffle : les causes, les traitements et la prévention

(Collection Santé)

ISBN 2-7640-0716-7

1. Asthme 2. Asthme – Traitement. 3. Asthme – Prévention. 4. Allergie – Traitement. 5. Allergie – Prévention. I. Titre. II. Collection: Collection Santé (Éditions Quebecor).

RC591.M34 2003 616.2'38 C2003-940779-9

LES ÉDITIONS QUEBECOR
7, chemin Bates
Outremont (Québec)
H2V 4V7
Tél. : (514) 270-1746

Bibliothèque nationale du Québec
Bibliothèque nationale du Canada

Éditeur : Jacques Simard
Coordonnatrice de la production : Dianne Rioux
Conception de la couverture : Bernard Langlois
Illustration de la couverture : Diana Ong / SuperStock
Révision : Francine St-Jean
Correction d'épreuves: Jocelyne Cormier
Infographie : René Jacob, 15e Avenue infographie

Nous reconnaissons l'aide financière du gouvernement du Canada par l'entremise du Programme d'Aide au Développement de l'Industrie de l'Édition pour nos activités d'édition.
Gouvernement du Québec – Programme de crédit d'impôt pour l'édition de livres – Gestion SODEC.

Imprimé au Canada

Yves Mallette

L'ASTHME, UNE MALADIE QUI A DU SOUFFLE

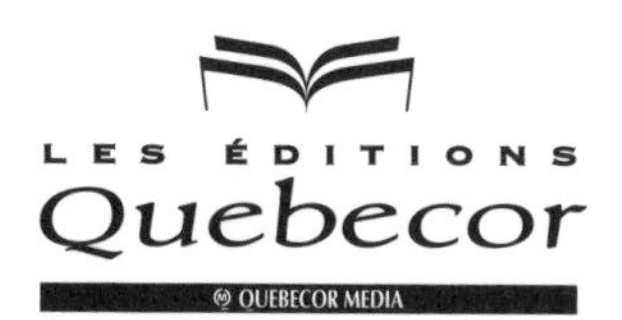

INTRODUCTION

L'asthme, une maladie qui a du souffle…

Que peuvent avoir en commun Che Guevara, Jackie Joyner-Kersee, Elizabeth Taylor, Marcel Proust, Ludwig van Beethoven et John F. Kennedy ? Ils sont tous – ou étaient – asthmatiques. Et ils ne sont pas seuls ! En effet, l'Organisation mondiale de la santé (OMS) considère l'asthme comme un important problème de santé publique alors qu'on enregistre quelque 180 000 décès par an dus à cette affection. À l'échelle mondiale, de 100 à 150 millions de personnes, soit à peu près l'équivalent de la population de la Russie, souffrent d'asthme et leur nombre augmente. Toujours selon cet organisme, l'augmentation rapide du pourcentage d'asthme dans le monde est l'un des plus grands mystères de la médecine moderne.

L'asthme est une maladie non contagieuse se manifestant de façon spectaculaire et touchant surtout les enfants chez qui les symptômes sont déclenchés plus facilement et plus fréquemment. Bien que l'asthme apparaisse souvent tôt dans la vie, les premières crises peuvent survenir à n'importe quel âge.

Les asthmatiques sont affectés à des degrés différents, de très léger à très grave. Les personnes atteintes d'asthme grave peuvent présenter des symptômes tous les jours, ce qui peut restreindre leur mode de vie.

Lors des premières crises du petit, quel parent n'a pas vécu l'angoisse des visites précipitées à l'hôpital ? Je suis passé par là, mon fils est asthmatique. Arriver à l'urgence, tout essoufflé, parce que son enfant est trop essoufflé, je connais la chanson. Nous passons tous de mauvais quarts d'heure quand ces événements surviennent.

L'asthme est une maladie des bronches qui, lors de crises, entraîne des difficultés à inspirer et, surtout, à expirer l'air des poumons. Elle peut être simplement ennuyeuse et aller jusqu'à menacer la vie. Les crises résultent d'une réaction allergique à différents facteurs, par exemple : le pollen, l'effort physique, la poussière, les bactéries, les poils d'animaux, la fumée de cigarette, certains aliments et le rhume. Des épisodes aigus peuvent aussi être provoqués par certains médicaments tels que l'AAS, par des facteurs psychologiques ou par des facteurs de l'environnement tels que le froid et l'humidité.

Il est par ailleurs prouvé qu'en s'éloignant des facteurs déclencheurs, c'est-à-dire ceux qui irritent les voies respiratoires, et en prenant certains médicaments, il est possible d'éloigner les crises. On peut aussi appliquer de petits trucs aussi simples qu'efficaces, en commençant par modifier son style de vie et en contrôlant son environnement. Autrement dit, l'asthme s'apprivoise et il y a plusieurs façons de le traiter. Justement, la vie des asthmatiques a été transformée grâce aux progrès très importants de son traitement depuis 30 ans. Il existe actuellement des médicaments efficaces qui permettent une maîtrise presque complète de ses signes.

Aujourd'hui, un asthmatique peut vivre normalement, à condition d'acquérir l'habitude de prendre en charge son asthme. Cette prise en charge doit reposer sur les médicaments, le contrôle de l'environnement et l'éducation thérapeutique. Il faut former, informer la personne malade et lui permettre de devenir un acteur actif de son traitement. De cette façon, l'asthmatique met toutes les chances de son côté pour avoir une bonne qualité de vie, comme les personnes « normales ».

Mon fils a été diagnostiqué asthmatique avant même d'aller à l'école. Il vient d'atteindre sa majorité et il est toujours indisposé par cette maladie respiratoire, quoique les crises aient tendance à s'espacer. J'espère qu'il se dirige vers une rémission. C'est tout à fait possible si on considère que, pour des raisons encore inconnues (bien qu'on soupçonne le système immunitaire de se renforcer avec les années), environ la moitié des asthmatiques qui développent l'asthme au cours de l'enfance verront leurs symptômes s'atténuer et même disparaître au cours de l'adolescence ; toutefois, ils peuvent refaire surface même après plusieurs années. Les asthmatiques resteront en effet des personnes à risque, surtout à partir de 40 ans. D'ailleurs, la « disparition » de cette maladie chronique s'expliquerait par une rémission à plus ou moins long terme.

Entre ses premières crises à aujourd'hui, mon fils a mené une vie à peu près normale. Il a même été capitaine ou capitaine adjoint de ses équipes de hockey et de football américain. Certes, à l'école, il a peut-être eu davantage d'absences que d'autres enfants de son âge en santé, mais rien qui pouvait compromettre ses succès scolaires. Mon fils n'a pas passé son adolescence uniquement sur les bancs d'école ou sur les terrains de sport. Il a notamment travaillé aux foins chez des producteurs agricoles, dans le bois comme apprenti bûcheron – des milieux, faut-il convenir, qui ne sont pas du tout favorables aux asthmatiques. Ah oui ! nous vivions à la campagne, avec deux chats et des vaches autour de la maison…

Ces petites indications au sujet de mon enfant visent à illustrer la double personnalité de cette maladie ; en général, l'asthme ne condamne pas à l'inactivité, mais il ne faut pas le prendre à la légère. S'il n'est pas traité de façon adéquate, l'asthme peut provoquer des crises majeures qui peuvent, bien que ce soit de plus en plus rare, conduire à la mort.

Une des premières choses que j'ai apprises après avoir pris connaissance du diagnostic d'asthme de mon fils, c'est qu'il n'est pas affublé d'une maladie rare. En effet, l'asthme atteint de très nombreuses personnes et est en constante progression dans le monde. J'oserais même dire que l'asthme est une maladie… qui a du souffle.

Plusieurs facteurs sont mentionnés quand vient le temps d'expliquer à quoi est attribuable l'augmentation du nombre d'asthmatiques ces dernières décennies, mais le lien de cause à effet est difficile à établir hors de tout doute. Le sevrage à l'allaitement et l'introduction d'une alimentation solide sont faits de plus en plus précocement chez les enfants. Les aliments raffinés, transformés et modifiés génétiquement ont pris une part croissante du marché agroalimentaire. De plus en plus de personnes vivent des problèmes d'embonpoint. Ce sont tous des facteurs qui pourraient expliquer l'augmentation du nombre d'asthmatiques. La pollution, l'apparition de nouveaux allergènes ou les milieux de garde des enfants sont autant de réponses partielles.

Malgré les pas de géant réalisés dans le domaine de la recherche ces dernières années, il est fascinant de constater que l'asthme recèle encore de nombreux secrets. Heureusement, l'amélioration des traitements permet aux personnes atteintes d'asthme de mener une vie à peu près normale.

Personnellement, je n'ai aucun diplôme – les mauvaises langues diront que ça paraît – en médecine ou en psychologie. Ce livre n'a donc pas de prétention scientifique, mais j'ai fait mes devoirs. C'est sur la base de mon expérience personnelle, de l'expérience de quelques autres personnes, de certaines recherches et du gros bon sens que je propose mon humble éclairage. Vous pouvez le soumettre à un professionnel si vous le désirez. C'est d'ailleurs le meilleur conseil que j'ai à vous prodiguer, car je décline toute responsabilité – mon éditeur aussi sans doute – pour tout dommage subi par des personnes qui prendraient des mesures inspirées de ce livre sans consulter d'abord leur médecin traitant.

Durant l'élaboration de ce livre, je me suis posé plusieurs questions comme parent et j'ai tenté de trouver des réponses en même temps que différents trucs qui permettront à certains parents ou jeunes asthmatiques d'améliorer quelque peu leur qualité de vie. C'est d'abord aux parents d'enfants asthmatiques que s'adresse ce livre, mais les personnes asthmatiques pourraient, elles aussi, y trouver leur compte.

Au cours des ans, plusieurs organismes ont été mis sur pied pour aider les asthmatiques. Le parent débrouillard pourra trouver beaucoup de renseignements tant auprès des professionnels, dans les bibliothèques qu'en surfant sur Internet. Mais sachant que tout le monde est toujours pressé, j'ai fait un petit bout de chemin pour vous. Je vous invite donc à me suivre…

CHAPITRE I

Mieux connaître la maladie

L'asthme est une affection pulmonaire chronique qui se caractérise par une difficulté à respirer. Les voies aériennes des personnes asthmatiques sont hypersensibles ou hyperactives. Elles réagissent en se rétrécissant ou en s'obstruant lorsqu'elles sont irritées, ce qui entrave la circulation de l'air. Ce rétrécissement ou cette obstruction peut entraîner le ou les symptômes suivants: une respiration sifflante, de la toux, un essoufflement et une oppression thoracique. C'est de cette façon que l'on définirait l'asthme à la radio où les exposés doivent être courts et concis. Mais vous avez un livre entre les mains, ce qui nous permet d'élaborer davantage.

Un des problèmes qui, par le passé, a nui aux efforts de coordination de la prévention et de la lutte contre l'asthme, a été l'absence d'une définition exacte. Autrefois, on définissait simplement l'asthme comme une hyperactivité des voies respiratoires. Cependant, au cours des dernières années, des études ont permis de jeter un nouvel éclairage sur l'ensemble des signes caractéristiques de l'asthme en constatant que le rétrécissement des voies aériennes observé dans les poumons des asthmatiques, tant au repos que durant les crises, est dû principalement à l'inflammation des bronches.

Quel que soit le mécanisme de déclenchement, l'asthme est reconnu aujourd'hui comme une maladie inflammatoire chronique des voies aériennes, non contagieuse. En d'autres mots, on s'entend pour dire que l'inflammation des voies aériennes est le principal facteur à l'origine des problèmes de santé définis comme étant l'asthme. Cette précision dans la définition de cette maladie justifie l'importance des médicaments anti-inflammatoires dans son traitement quotidien et pour guérir des crises aiguës.

L'asthme résulte souvent d'une multitude de facteurs et peut être fatale. Comme je l'ai mentionné précédemment, il s'agit d'un état bien connu qui se caractérise par des crises répétitives dont les symptômes sont particuliers : difficultés respiratoires, toux et respiration sifflante (ou respiration sibilante ou *wheezing*), d'intensité variable, essoufflement.

L'oppression, le sifflement et la toux de l'asthmatique sont de fréquence et d'intensité variables d'une personne à l'autre et chez un même individu au cours de l'évolution de la maladie. Chez la même personne, les crises peuvent survenir aussi bien à une heure qu'à une journée d'intervalle. Les crises peuvent être de courte durée ou persister plusieurs jours.

Chez certains, les symptômes de l'asthme sont déclenchés occasionnellement. Ces manifestations peuvent être liées à des facteurs précis : lieu de travail, contact avec un animal, promenade à la campagne au moment où les taux de pollens sont élevés, épisodes de smog, etc. Les symptômes peuvent aussi apparaître sans raison évidente ; il s'agit alors d'un asthme intermittent, occasionnant deux ou trois crises par mois.

Dans d'autres cas, l'asthme est présent à longueur d'année. Les symptômes prennent des proportions plus importantes entraînant crises et hospitalisations fréquentes. Entre celles-ci, un essoufflement peut persister et chez certains asthmatiques, souvent les plus âgés, il peut devenir permanent et plus ou moins intense. On parle alors d'asthme persistant ou encore, pour impressionner la galerie, d'un asthme à dyspnée continue. Les causes en sont souvent multiples.

Les enfants

Dans tous les cas d'asthme, quelle que soit sa gravité, les voies respiratoires sont toujours enflammées et rétrécies. Les enfants éprouvent souvent des crises d'asthme plus intenses que les adultes, car leurs voies respiratoires sont plus étroites, sans compter qu'ils respirent plus vite et qu'ils font davantage d'activités physiques à l'extérieur. Leur état est aussi plus susceptible de changer avec le temps.

L'asthme est d'ailleurs la maladie chronique la plus courante chez les enfants. Environ 10 % des enfants d'âge scolaire sont asthmatiques, tandis qu'un adulte sur douze l'est. Les premières crises apparaissent au cours de la première année dans à peu près la moitié des cas, tandis que la grande majorité des crises apparaissent avant la cinquième année du primaire (vers l'âge de 10 ans). Par la suite, elles deviennent plus rares.

Il est intéressant de noter que l'asthme affecte deux fois plus les garçons que les filles pendant l'enfance. Cependant, à l'adolescence, plus de filles que de garçons sont touchées tandis qu'à l'âge adulte, le rapport hommes-femmes est égal. N'oublions pas que si les enfants sont le plus touchés, l'asthme affecte quand même les gens de tous les âges.

Un asthme mal maîtrisé entraîne souvent des absences de l'école, du travail, des activités sportives ou autres, ce qui influe sur la qualité de vie. Même si l'asthmatique peut se rendre au travail ou fréquenter l'école, la persistance des symptômes ou les effets secondaires de certains médicaments peuvent nuire à sa concentration et à son rendement.

Heureusement, les nombreux progrès thérapeutiques permettent aux asthmatiques de contrôler les symptômes de l'asthme dans la quasi-totalité des cas.

Les tuyaux sont obstrués !

L'asthmatique en crise a des difficultés à inspirer et, surtout, à expirer l'air contenu dans ses poumons, comme s'il respirait à travers une petite paille. Il a l'impression de ne plus pouvoir vider ses poumons. Il sent une sévère oppression du thorax alors que l'air semble emprisonné dans la poitrine. Cette sensation souvent angoissante s'accompagne d'une toux irritante, d'une respiration sifflante et d'un essoufflement inhabituel.

On devinera qu'il se passe des choses anormales dans le système respiratoire, et c'est effectivement le cas. Pour mieux comprendre, il convient de jeter un bref regard sur la structure du système respiratoire.

Normalement, lors de l'inspiration, l'air est amené dans les alvéoles pulmonaires pour apporter au sang et aux cellules l'oxygène dont le corps a besoin. Il y est conduit par un système de tuyaux, les voies aériennes, qui sont entourés de muscles lisses. Il s'agit des muscles pariétaux des conduits bronchiques qui peuvent se contracter au point de devenir spastiques ; bref, ils se contractent un peu trop. On y reviendra un peu plus loin.

Le conduit le plus gros, qui va du larynx aux bronches, s'appelle la trachée. Celle-ci est en quelque sorte le tronc de l'arbre bronchique qui se divise en deux grosses branches principales, les bronches-souches, l'une pour le poumon droit et l'autre pour le poumon gauche. Les bronches sont des conduits qui permettent à l'air d'aboutir dans les poumons et d'en ressortir. Elles sont maintenues ouvertes par des anneaux cartilagineux. Chacune des bronches se divise en bronches lobaires qui se divisent à leur tour en bronches segmentaires qui deviennent enfin des bronchioles terminales, des ramifications qui pénètrent à l'intérieur des poumons.

Chez une personne en bonne santé, les bronches restent suffisamment ouvertes pour permettre une inspiration et une expiration libres et faciles, ne demandant aucun effort particulier. Chez l'asthmatique, par contre, ces mouvements sont extrêmement difficiles.

Lorsqu'une crise est déclenchée, il se produit une contraction de la musculature lisse des voies aériennes (bronchospasme ou bronchoconstriction) et une inflammation plus ou moins importante des voies respiratoires qui prennent une couleur rouge, enflent et se rétrécissent (c'est l'œdème), ce qui réduit le débit de l'air inspiré et expiré. De plus, l'inflammation au niveau des poumons déclenche d'importantes mucosités (c'est l'hypersécrétion de mucus) qui forment alors une sorte d'obstruction ayant pour effet de resserrer les voies aériennes.

La circulation de l'air est bloquée, ce qui cause des symptômes comme la respiration sifflante, la toux, une sensation d'oppression et l'essoufflement. Ce n'est pas surprenant que les asthmatiques aient de la difficulté à respirer : l'air ne passe presque plus, les tuyaux sont obstrués ! Dans l'asthme chronique, l'inflammation aboutit à une perte des structures élastiques du poumon et de la paroi bronchique provoquant des lésions obstructives définitives.

Les inducteurs et les déclencheurs

Trois phénomènes alimentent essentiellement les crises : la bronchoconstriction, l'inflammation des bronches (œdème) et l'hypersécrétion de mucus. Celles-ci s'expliquent par les facteurs déclencheurs qui provoquent la bronchoconstriction et les facteurs inducteurs responsables de l'inflammation des bronches et de l'hypersécrétion.

Notons que les déclencheurs de l'asthme ne causent pas d'inflammation, en ce sens qu'ils ne causent pas l'asthme. Les symptômes de l'asthme (toux, respiration sifflante, essoufflement au moindre effort) provoqués par les déclencheurs ont tendance à être immédiats, de courte durée et rapidement réversibles. Cependant, les voies aériennes vont réagir plus rapidement aux déclencheurs si l'inflammation est déjà présente dans les voies aériennes.

Les déclencheurs courants de la bronchoconstriction comprennent les stimuli quotidiens tels que l'air froid, la poussière, les odeurs fortes, l'exercice, les irritants inhalés, les perturbations émotionnelles et la fumée.

Quant aux inducteurs, ils provoquent à la fois l'œdème et l'hypersécrétion, donc l'inflammation bronchique qui est peu ressentie par le malade. Celle-ci constitue néanmoins le fond du problème et est reconnue comme la cause de l'asthme.

Les inducteurs entraînent des symptômes qui peuvent durer longtemps, qui apparaissent plus tardivement et qui ne sont pas aussi facilement réversibles que les symptômes provoqués par les déclencheurs. Les inducteurs les plus courants sont les allergènes et les infections virales (un rhume ou un virus).

Pour faciliter la lecture, nous ne distinguerons plus les facteurs déclencheurs des facteurs inducteurs. C'est déjà assez compliqué comme cela. Nous utiliserons plutôt les mots « facteurs déclencheurs » pour parler tant des déclencheurs que des inducteurs.

Dans le cas des allergènes responsables de la plupart des crises d'asthme, tout se joue au niveau des anticorps qui sont supposés protéger notre système contre les corps étrangers. Contre certaines substances allergènes cependant, les anticorps des asthmatiques s'emballent un peu trop, d'où la bronchoconstriction, l'œdème et l'hypersécrétion de mucus. Nous y reviendrons dans les chapitres suivants, ce qui nous permet de passer rapidement sur cette danse de cellules et autres substances chimiques aux noms aussi évocateurs que granulocytes éosinophiles, basophiles, macrophages, cytokines, taux immunoglobulines E (IgE) sériques, etc. L'enfant est malade, et notre priorité est de savoir comment faire pour qu'il reprenne son souffle plutôt que de spéculer au sujet du rôle des IgE !

C'est pourtant là que semble résider l'essence du problème. Heureusement, les chercheurs aiment bien patauger dans ces eaux-là; chacun son métier! Ils s'intéressent notamment à l'Interleukin-13 faisant partie d'un groupe de messagers chimiques qui interviennent quand une personne inhale une substance allergène. Sauf que, dans le cas des asthmatiques, l'Interleukin-13 semble détraquée et pousse le système immunitaire à réagir trop violemment, avec les résultats qu'on connaît. Les chercheurs continuent d'explorer cette piste et si les recherches progressent, il se pourrait qu'on accomplisse un pas de géant dans la prévention des crises d'asthme. Malheureusement, nous n'en sommes pas encore là.

CHAPITRE II

Quelles sont les causes de l'asthme ?

Même si son étiologie exacte n'est pas connue, on sait que l'asthme est dû à une sensibilité exagérée des bronches à plusieurs facteurs. On parle d'« hyperactivité bronchique non spécifique ». La maladie peut maintenant être diagnostiquée sans trop de difficulté, car ses symptômes sont mieux connus.

C'est toutefois plus compliqué d'identifier les causes de l'asthme qui demeurent complexes et qui dépendent de plusieurs facteurs. La communauté scientifique semble s'accorder sur le fait que des facteurs génétiques mêlés à des agents environnementaux soient les grands responsables. Les allergies (aux poussières, aux acariens, aux moisissures, au pollen, aux poils d'animaux, à l'aspirine, à d'autres médicaments comme certains anti-inflammatoires non stéroïdiens, aux aliments), les virus, les infections respiratoires, le stress, la fatigue, les émotions, l'exercice physique, la pollution et le climat sont tous des facteurs pouvant déclencher une crise d'asthme.

L'exposition, surtout pendant la petite enfance, à des allergènes à l'intérieur et à l'extérieur des maisons représente donc un des principaux facteurs de risque. Les antécédents familiaux d'asthme ou d'allergie de même qu'un faible poids à la naissance sont aussi à considérer.

Les asthmatiques souffrent de problèmes respiratoires pour de nombreuses raisons qui résultent d'une interaction complexe de plusieurs facteurs auxquels chaque personne réagit à sa propre façon. Ces facteurs peuvent se diviser en trois principales catégories. D'abord, il y a les facteurs prédisposants, congénitaux, qui constituent le « terrain »; ils sont reliés aux antécédents familiaux (facteurs génétiques). Il s'agit d'une plus grande disposition à manifester une réaction allergique aux matières étrangères. En effet, certaines personnes sont génétiquement plus sensibles que d'autres aux facteurs déclencheurs de l'asthme.

Puis, une autre catégorie regroupe les facteurs étiologiques, c'est-à-dire susceptibles de sensibiliser les voies aériennes; ils sont surtout reliés aux allergènes (pollen, acariens, phanères d'animaux, etc.), aux infections respiratoires (infections virales, grippe, bronchite, pneumonie) et aux facteurs génétiques. Enfin, la troisième catégorie regroupe les facteurs favorisants tels que l'exposition à des agents irritants comme la fumée de cigarette, la pollution atmosphérique, l'exercice, les émotions, les changements de température et de taux d'humidité, etc.

Tous ces facteurs agissent à deux niveaux. Certains vont provoquer l'asthme en irritant les voies aériennes et en entraînant leur rétrécissement à cause de la contraction des muscles bronchiques (bronchoconstriction) – une situation due aux facteurs favorisants. D'autres vont provoquer à la fois une inflammation des voies aériennes et une hyperactivité bronchique ; c'est à ce moment qu'entrent en action les facteurs étiologiques et prédisposants.

Contrairement aux facteurs qui provoquent la broncho-constriction (voir à la page 18), les facteurs étiologiques et prédisposants encouragent à la fois une inflammation des voies aériennes et une hyperactivité bronchique ; ils se révèlent ainsi les véritables causes de l'asthme. Ces facteurs entraînent des symptômes qui peuvent durer longtemps, qui apparaissent plus tardivement et qui ne sont pas aussi facilement réversibles que les symptômes provoqués par les facteurs responsables de la bronchoconstriction.

D'autres causes d'asthme sont soupçonnées. Par exemple, des travaux sont actuellement réalisés pour étudier la responsabilité des reflux gastro-œsophagiens dans la genèse de la maladie. D'autres explorent la responsabilité de certaines hormones, notamment sexuelles. Ces facteurs ne sont pas traités en détail dans ce livre, mais personne ne pourra accuser l'auteur de ne pas en avoir parlé…

Certains incidents mystifient les chercheurs, par exemple l'origine de certains épisodes isolés où des centaines d'habitants d'une ville, qui souffraient d'allergie comme le rhume des foins mais n'avaient jamais auparavant eu de crise d'asthme, sont soudain victimes de crises si graves qu'ils doivent être hospitalisés d'urgence. L'OMS rapporte un incident de ce type à Londres en juin 1994 alors que pas moins de 640 personnes ont dû être hospitalisées à la suite de violentes crises d'asthme. Un incident analogue s'est également produit à Melbourne, en Australie.

De nombreux experts ont incriminé les conditions climatiques, les orages libérant des pollens et des grains d'amidon. Cependant, ils ne peuvent expliquer avec certitude pourquoi les personnes souffrant d'un banal rhume des foins présentent soudain une affection correspondant à une grave crise d'asthme.

On sait que l'asthme est causé par une combinaison de facteurs reliés aux antécédents familiaux et à différents agents environnementaux. Parmi tous ces facteurs, l'allergie est le plus important. Une situation préoccupante puisque, un peu partout dans le monde, l'augmentation des allergies respiratoires – et de la mortalité qui lui est liée – est supérieure aux prévisions les plus pessimistes.

L'essentiel des hypothèses repose sur les facteurs liés à l'environnement: polluants, virus, tabagisme passif, lilas au printemps, pollen à l'été et à l'automne et moisissures de la maison à l'hiver. D'autres souffrent d'une exposition allergène précoce: logements humides, mauvaise aération, tapis poussiéreux, animaux de compagnie, cafards ou encore présence de produits chimiques.

Les personnes ayant des allergies peuvent subir une crise d'asthme si elles mangent des aliments ou respirent des substances auxquelles elles sont sensibles; on parle alors d'asthme allergique lorsque la cause prépondérante est allergique. On entend aussi les expressions « asthme atopique » ou « asthme extrinsèque » pour désigner l'asthme allergique. Dès la naissance, le bébé peut développer une allergie. Il est à noter que l'eczéma se trouve souvent associé à l'asthme. Souvent, l'enfant souffre d'eczéma au cours des deux premières années, puis l'affection cutanée disparaît pour être remplacée par les problèmes respiratoires. Les raisons de cette parenté entre l'eczéma et l'asthme sont d'ailleurs peu connues.

Quoi qu'il en soit, l'asthme et l'allergie apparaissent au nombre des conditions chroniques les moins bien comprises. Ces deux sujets suscitent des discussions parfois très animées.

Les définitions sont multiples et le lien entre les deux n'est pas toujours accepté au sein de la communauté scientifique.

Selon les dernières études épidémiologiques, les allergènes sont une composante de l'asthme chez près de 80 % des enfants, chez environ 70 % des adultes de moins de 30 ans et chez près de la moitié des adultes de plus de 30 ans. Cette découverte a bien sûr des conséquences sur l'orientation des recherches actuelles. Le but des chercheurs qui s'appliquent à percer les mystères des allergènes consiste à trouver, parmi les milliers de molécules en jeu, celles qui sont concernées dans les processus d'allergie respiratoire. Ce travail permettra l'élaboration de médicaments plus sélectifs et sans effets secondaires.

Une autre étude épidémiologique, cette fois canadienne, révèle que les hospitalisations des jeunes enfants pour de l'asthme connaissent un regain à l'automne. Il est difficile de ne pas pointer du doigt les allergènes alors que cette période correspond à la fin de la saison des allergies à l'herbe à poux. De plus, les scientifiques savent qu'on note parfois un certain retard entre le contact avec cet allergène et le déclenchement de la crise. D'autre part, avec l'arrivée de la saison peu clémente, les gens restent confinés à l'intérieur de la maison, ce qui augmente l'exposition à des allergènes tels que les acariens, les moisissures et les squames des animaux domestiques. Il y a aussi d'autres causes possibles comme l'augmentation des infections virales qui accompagnent la rentrée scolaire ; nous y reviendrons un peu plus loin.

Il faut dire que l'arrivée du temps chaud peut aussi poser une myriade de problèmes pour les asthmatiques allergiques à l'herbe, au pollen ou aux fleurs, sans compter que l'humidité et la pollution de l'air accrue peuvent jouer un rôle important en provoquant des difficultés respiratoires.

Mais restons dans le domaine des allergies (la réaction allergique peut se manifester toute l'année ou de manière saisonnière), qui sont maintenant reconnues comme une composante importante du développement et de l'évolution de la maladie chez les asthmatiques.

Les anticorps zélés

L'allergie est un état de sensibilité particulière pour des substances protéiniques, appelées allergènes, qui, en quantité égale, sont tolérées par la majorité des individus. Chez une personne allergique, l'organisme se défend de manière exagérée en produisant des anticorps spécifiques dirigés contre les allergènes. Ces réactions chimiques dans le système immunitaire provoquent immédiatement l'apparition de symptômes comme la toux ou une respiration sifflante, souvent annonciatrice de l'asthme, surtout lorsque ces symptômes surviennent la nuit ou à l'effort.

Il y a cinq sortes d'anticorps dans notre organisme. Chez les asthmatiques, l'anticorps qui participe à la réaction allergique est l'IgE, un anticorps fabriqué sur mesure pour lutter contre les allergènes. Ceux-ci sont responsables d'une réaction allergique à deux volets : la phase immédiate et la phase tardive.

La phase immédiate, de courte durée, est menée par l'IgE qui provoque une activation mastocytaire et la libération de médiateurs responsables du bronchospasme. La phase tardive inflammatoire est aussi conduite par l'IgE qui suscite l'interaction de médiateurs additionnels donnant lieu à une hyperactivité bronchique plus tenace et de durée beaucoup plus longue.

Chez les enfants atteints d'asthme, il existe une fréquence élevée d'allergie et une relation étroite entre le degré d'allergie et le degré de dysfonction asthmatique. Il y a également un lien entre la dysfonction aérienne et l'âge du patient au début de l'asthme, aussi bien que le degré d'allergie. L'enfant atteint d'asthme chronique et répétitif est né avec une grande prédisposition héréditaire, se sensibilise aisément et forme des anticorps IgE à beaucoup d'allergènes.

Prenons le cas d'un asthmatique allergique au pollen, par exemple. L'allergène inhalé pénètre dans les voies aériennes des poumons et se lie aux anticorps spécifiques à l'allergène. Ces anticorps spécifiques sont les IgE, situés sur les cellules inflammatoires de la trachée et des bronches. Ces cellules sont appelées mastocytes et exercent un effet sur l'ouverture des voies aériennes en plus de stimuler la production de mucus.

Cette liaison entre l'IgE et l'allergène active donc les mastocytes qui, pour détruire l'agent agresseur, libèrent en grand nombre des substances chimiques appelées médiateurs inflammatoires. Certains de ces médiateurs provoquent la bronchoconstriction, et d'autres l'inflammation. Parmi ces médiateurs, les leucotriènes causent beaucoup de dommages... en voulant bien faire. En effet, pour combattre l'agent envahisseur, ils attirent de nombreuses cellules inflammatoires des capillaires dans les tissus des voies respiratoires, ce qui a pour conséquence d'entretenir l'inflammation bronchique et de faciliter la venue d'une nouvelle crise.

Les allergènes inhalés sont la cause la plus importante d'inflammation et d'hyperactivité bronchique ; les plus courants sont : les pollens (gazon, arbres et mauvaises herbes), les phanères animaux (les chats et les chevaux semblent être ceux qui provoquent le plus d'allergies), les spores des champignons, les moisissures, les acariens et la poussière domestique.

Le pollen

Les plantes poussant à l'extérieur et les pollens sont souvent la cause d'allergies saisonnières et de l'asthme à des moments particuliers de l'année. Quand un asthme survient d'avril à juin-juillet, avec un regain automnal, il y a de grandes chances que le pollen soit le principal coupable.

Les sources polliniques sont variées: herbe à poux, plantes sauvages, peuplier, bouleau, pin, gazon, platane, cyprès, thuya, genévrier, frêne, ortie, mûrier du Japon, oseille, etc. L'allergie aux pollens de graminées est de loin la plus fréquente. Les symptômes sont augmentés par le vent, les séjours à la campagne par beau temps, une promenade dans les champs, la coupe du gazon. Les printemps pluvieux sont mieux tolérés.

On retrouve beaucoup de pollens dans l'air lors de conditions d'ensoleillement et de grands vents. Transportés par le vent, ils sont émis en grandes quantités, peuvent franchir de très grandes distances et atteindre des sujets éloignés de la source pollinique. Dans les médias, en été, on parle plus fréquemment qu'auparavant de l'indice de pollen. Connaissant cet indice, les asthmatiques peuvent avoir une idée de ce qui les attend à l'extérieur. Alors que tout le monde souhaite qu'il fasse beau en été, il n'est pas rare d'entendre un asthmatique dire: « Je souhaite une journée pluvieuse afin de pouvoir faire quelque chose dehors ! »

Cependant, même en restant confinés entre quatre murs, les asthmatiques ne sont pas toujours à l'abri. Le pollen est un adversaire redoutable, car il réussit à s'infiltrer à peu près partout. En effet, les humains et les animaux domestiques transportent le pollen à leur insu sur leurs vêtements et dans leur fourrure, lui permettant de se faufiler dans le domicile des victimes d'allergies. Le pollen pénètre aussi par les fissures autour des portes et des fenêtres lorsqu'elles ne sont pas hermétiquement scellées.

L'herbe à poux

Au Canada, des millions de personnes souffrent d'allergies causées par l'herbe à poux. En fait, cette plante affecte 85 % des personnes allergiques. Pourtant, il semble que moins de 1 % de la population puisse la reconnaître...

L'herbe à poux, qui fleurit très longtemps, est le pollen le plus pernicieux, répandant son puissant allergène de la mi-juillet jusqu'aux premières gelées. Cette plante est la cause principale de la fièvre des foins (rhinite) qui se traduit par un écoulement nasal, le nez bouché, des éternuements souvent associés à une conjonctivite. Le pollen de l'herbe à poux, considéré comme un risque pour la santé chez plusieurs personnes, est particulièrement dangereux pour les asthmatiques.

Un seul plant d'herbe à poux peut produire plus d'un milliard de grains de pollen ultralégers et les disperser sur une distance pouvant atteindre 200 kilomètres.

La maison

Le plus gros problème des asthmatiques, c'est qu'ils retrouvent des ennemis redoutables en terrain prétendument sûr. Ceux-ci, en effet, ne proviennent pas tous de l'extérieur et plusieurs se tapissent dans la maison même. En tête de liste des ennemis des asthmatiques à leur domicile apparaît la poussière de maison.

La poussière de maison est reconnue comme responsable de la majorité des asthmes : 75 % des asthmes allergiques lui sont dus. Elle comprend des fractions allergéniques importantes d'origine animale et végétale : acariens, poils d'animaux domestiques, débris végétaux, spores de champignons, squames de peau, moisissures, algues microscopiques, cendres, etc. La surexposition aux poussières domestiques déclenche souvent des crises sévères. Notons par ailleurs que la présence d'acariens n'est pas le signe d'un manque de propreté.

Les acariens

La poussière contient des insectes invisibles à l'oeil nu nommés acariens de la poussière. Dans chaque maison, la poussière est de composition différente et la concentration en acariens, variable.

L'allergie aux acariens de la poussière est probablement la plus importante aboutissant à l'asthme. Chez les enfants ayant cette forme d'allergie, l'exposition à la poussière peut non seulement aboutir à des crises d'asthme, mais, à long terme, augmenter aussi l'inflammation des voies respiratoires, la gravité de la réaction aux autres allergènes et irritants causant l'asthme.

Les acariens sont les cousins des araignées et des crustacés (arthropodes). Ceux trouvés dans les poussières de maison sont les plus allergisants et se nourrissent de petits morceaux de peau humaine morte et d'autres aliments du même type…

peu appétissant. Ils ne transmettent pas de maladies contagieuses et prolifèrent surtout en présence de moisissures. Leur croissance est maximale en milieu humide, chaud et peu ensoleillé. En milieu plus sec, ils se cachent plus profondément dans les matelas, les peaux d'animaux, les divans et les tapis pour s'y multiplier lentement. Sinon, ils se dessèchent et meurent.

Les acariens vivent sur les fibres naturelles ou synthétiques. Ils se retrouvent dans les matelas, la literie, les oreillers, les vêtements, les tapis, les jouets en peluche et en suspension dans l'air lors du nettoyage de la maison. Les plumes présentes dans les oreillers et les édredons sont réputées allergisantes ; c'est sans doute à cause de leur « haute teneur » en acariens.

Une allergie aux acariens est prouvée par des tests cutanés et des analyses de sang. L'allergène principal se trouve dans leurs déjections, en suspension dans l'air ambiant. En entrant en contact avec la peau et la muqueuse respiratoire, ils provoquent des réactions allergiques telles qu'un rhume chronique, l'asthme bronchique et l'eczéma atopique.

Les moisissures

Il existe dans l'air de très nombreuses spores de moisissures et des levures, inapparentes, produites par des champignons microscopiques. Ces moisissures, qui se retrouvent à l'intérieur et à l'extérieur de la maison, sont un autre groupe important d'allergènes. Leur importance allergénique prend de l'ampleur à mesure que les recherches progressent. On pensait que de 4 % à 5 % des allergies respiratoires en découlaient, mais leur rôle dans les cas d'allergie serait beaucoup plus important.

Un certain nombre de moisissures de l'atmosphère proviennent de champignons présents à l'intérieur des maisons. Ceux-ci se développent dans les milieux humides, comme les salles de bains mal ventilées, de même que dans les conduits d'aération et de climatisation (chauffage central, air climatisé). Les sous-sols humides, en particulier s'il y a des flaques d'eau, les conduites d'eau (éviers, lavabos, drains de sol), les humidificateurs et les déshumidificateurs, les climatiseurs et les réfrigérateurs sont des endroits propices à la prolifération des moisissures. D'ailleurs, la moisissure à l'intérieur peut être un problème qui dure toute l'année.

Les champignons domestiques poussent aussi sur les plantes vertes en pot fréquemment arrosées, les déchets végétaux, les animaux, les tapisseries, les peintures et les teintures murales, les poussières de matelas et les animaux en peluche. Les maisons anciennes et humides, situées près d'un point d'eau ou dans un bois, sont souvent en cause.

Certaines moisissures sont formées à l'extérieur des maisons par des champignons qui croissent sur des matières végétales (plantes) en voie de décomposition. Celles-ci se multiplient dans la chaleur et l'humidité, de la saison chaude jusqu'à la fin de l'automne, et lors des temps pluvieux ou brumeux. Les moisissures de l'extérieur tendent à libérer leurs spores par temps humide qui se propagent mieux quand il y a du vent. C'est probablement la raison pour laquelle les asthmatiques se sentent mal par mauvais temps humide.

Les acariens et les moisissures, qui se développent dans les milieux humides, nous amènent donc à comprendre la théorie de certains professionnels de la santé qui affirment que, contrairement à la croyance populaire, garder la maison relativement sèche (une humidité inférieure à 50 %) est préférable pour les asthmatiques.

Un humidificateur dans la chambre est parfois utile quand l'asthmatique a le rhume, mais il ne devrait être utilisé que pour une courte période afin d'éviter la prolifération des acariens, de la poussière et des moisissures. Cet appareil devrait aussi être gardé extrêmement propre, car des moisissures peuvent facilement s'y développer et être propagées dans l'air de la chambre.

Notons que les constructions les plus récentes sont paradoxalement plus à risques concernant les acariens et les moisissures. En effet, depuis la crise énergétique des années 1970, on isole beaucoup mieux l'« enveloppe » des maisons ; les portes et les fenêtres sont presque hermétiques. Dans un souci d'économie d'énergie, on fabrique de véritables trappes à humidité, sans compter que la circulation de l'air se détériore souvent. La prolifération des allergènes dans les foyers domestiques est en effet favorisée par le manque d'aération et le calfeutrage des portes et fenêtres visant à réduire la consommation d'énergie.

Les aliments à éviter

Bien manger et bien boire font partie des plaisirs de la vie. Cependant, pour les personnes allergiques, dont les asthmatiques, certains aliments suscitent des effets indésirables allant d'un léger inconfort à une réaction grave au point de menacer la vie. Bref, les personnes allergiques, comme le font les diabétiques par exemple, devraient surveiller leur alimentation.

Ces personnes savent très bien qu'elles ne peuvent manger n'importe quoi. Il est par ailleurs bien difficile de savoir si on est allergique à un aliment quelconque avant de l'avoir ingurgité. C'est pourquoi cet apprentissage se fait souvent dans la douleur. C'est un peu comme une personne qui se rend compte qu'elle n'est pas faite pour la vie à deux... après le mariage. Sachons à tout le moins qu'une allergie alimentaire peut provoquer une véritable crise d'asthme.

Encore une fois, ce sont les enfants qui écopent le plus. Plusieurs études ont en effet démontré que les allergies alimentaires provoquent ou aggravent l'obstruction des bronches chez de nombreux enfants asthmatiques. Nous avons vu que les bambins sont plus vulnérables aux crises d'asthme parce que leurs conduits bronchiques sont plus petits. Il est probable aussi que leur appareil digestif absorbe de plus grandes particules protéiniques qui déclenchent des allergies, ce qui rend les tout-petits plus vulnérables aux allergies alimentaires déclenchant des crises d'asthme.

Voici une bonne nouvelle : en grandissant, la plupart des enfants finissent par se débarrasser de leurs allergies alimentaires. Certaines mauvaises langues diront qu'il s'agit là d'une des rares raisons d'avoir hâte de voir nos bambins devenir adolescents ! Une preuve que les enfants finissent par se débarrasser de leurs allergies alimentaires : environ 1 % seulement des adultes souffrent d'allergies alimentaires.

Les effets immédiats et les effets à retardement

Le problème avec l'allergie alimentaire, c'est que la réaction aux aliments peut déclencher une crise d'asthme dès que l'aliment est consommé... ou plus tard. Cela peut toutefois varier d'une personne à l'autre. Il est bon de savoir qu'il existe un effet à retardement de l'allergie alimentaire, mais en même temps, c'est un peu décourageant. C'est qu'il est facile de se laisser entraîner sur de mauvaises pistes. En effet, en cas de réaction allergique, on soupçonnera souvent bien d'autres choses que le maïs dégusté la veille par la personne... Nous connaissons quand même les aliments qui, en général, entraînent des effets immédiats et ceux qui entraînent des réactions tardives.

Parlons d'abord des effets immédiats. Ils sont très faciles à constater; il s'agit généralement d'une rhinite allergique (rhume des foins), de l'asthme, d'un choc anaphylactique (un choc généralisé de l'organisme qui affecte de nombreux organes et risque de mettre en jeu la vie de la personne), de graves vomissements ou d'une diarrhée violente. Quant aux effets à retardement, ils sont souvent très subtils et peuvent se présenter sous forme de lésions cutanées, de respiration difficile, de dépression, de fatigue, de douleurs et de malaises.

Nous verrons plus loin les aliments à éviter, mais disons tout de suite que les œufs, les poissons, les crustacés, les noix et les arachides contribuent au déclenchement immédiat d'une crise d'asthme. Par ailleurs, le lait de vache, le chocolat, le blé, les agrumes, les additifs alimentaires (colorants, agents de conservation, sulfites, etc.), le soya, le citron et le maïs peuvent provoquer le déclenchement à retardement d'une crise d'asthme.

Chez les enfants à haut risque d'allergies alimentaires (ceux ayant des antécédents familiaux, par exemple), l'élimination complète dans la diète des allergènes les plus communs dans les deux premières années de vie réduit les risques d'allergies. Les aliments pro-inflammatoires sont particulièrement à proscrire, car ils contribuent grandement aux réactions allergiques chez les personnes souffrant d'asthme. On évitera donc de consommer les gras saturés (contenus principalement dans les produits d'origine animale tels que la viande, la volaille et les produits laitiers), les produits raffinés et le sucre, qui stimulent les réactions inflammatoires dans l'organisme.

Danger !

On a remarqué, surtout chez les enfants, que la plupart des allergies alimentaires ayant provoqué de graves crises d'asthme sont causées par les produits laitiers, les œufs, le soja, les arachides, le poisson, les fruits de mer (dont les moules et les huîtres), le chocolat, les colas, les produits du maïs, le blé et le gluten.

D'autre part, des aliments et additifs alimentaires très spécifiques tels que les graines et leurs huiles ou extraits, les graisses et les huiles animales, les sulfites (agents de conservation souvent utilisés dans les boissons alcoolisées, le vin notamment, et sur les fruits séchés, entre autres), les aliments contenant du glutamate monosodique (un additif alimentaire surtout utilisé pour rehausser la saveur de certains mets), la farine, le céleri, les fraises, peuvent être en cause lors de crises d'asthme provoquées par des allergies alimentaires.

Et ce n'est pas tout. La moutarde, le café, les aromates peuvent entraîner des crises d'asthme par libération histaminique brutale. Les colorants naturels et minéraux de même que les conservateurs comme l'acide benzoïque et ses dérivés, les nitrites et les diphényles sont parfois incriminés. Enfin, la contamination de certains aliments par les pesticides, les insecticides et les antibiotiques peut aussi jouer un rôle.

Le lait de vache contient des protéines allergisantes (lactoglobulines, sérumalbumine et lactalbumine) le plus fréquemment retrouvées chez l'enfant. Les enfants nourris au lait maternel présentent moins de manifestations allergiques que ceux nourris au lait de vache. En effet, le lait maternel apporte des éléments de défense immunologique et évite au nouveau-né de se sensibiliser vis-à-vis des protéines du lait de vache considérées comme « étrangères » par son organisme. L'allaitement maternel est donc conseillé, d'autant plus lorsqu'il existe des antécédents allergiques familiaux.

Certains mettront les asthmatiques en garde contre les colorants de synthèse, particulièrement la tartrazine (colorant alimentaire jaune), un des plus utilisés. Pourtant, plusieurs études cliniques se sont penchées sur son cas et ont conclu que la majorité des asthmatiques qui excluent la tartrazine de leur diète n'observent aucune amélioration de leur état. Il semble que les personnes particulièrement sensibles à ce produit soient très rares.

D'autres substances, non reliées à des allergies, peuvent déclencher une crise d'asthme. Il faut savoir, par exemple, que des moisissures et des levures sont utilisées dans l'industrie alimentaire pour préparer la bière, le vin, les liqueurs, le vinaigre, la choucroute, la pâte de pain complet et de pizza, le chocolat et certains fromages comme le camembert et le bleu d'Auvergne. Le rôle allergénique exact de ces moisissures et levures alimentaires est mal connu, mais il semble que les aliments qui en contiennent soient responsables d'asthmes et de rhinites plus fréquemment qu'on pourrait le penser.

Notons également que les champignons, les saucisses fumées et les autres viandes traitées sont à proscrire pour les personnes allergiques aux moisissures. Les compléments alimentaires et certains médicaments pharmaceutiques ou de médecine douce peuvent également provoquer des crises d'asthme.

Allergie ou intolérance ?

Les parents d'enfants asthmatiques doivent bien distinguer allergie alimentaire d'intolérance alimentaire.

Dans une allergie alimentaire, l'allergène alimentaire entraîne une réaction qui concerne le système immunitaire. Une intolérance alimentaire est causée par une réaction physique à un aliment qui ne concerne pas forcément le système immunitaire ou qui engage une autre partie du système immunitaire.

Par exemple, une personne allergique au lait doit éviter de consommer toutes protéines laitières, même la quantité infime que contient une tranche de pain. D'autre part, une personne souffrant d'une intolérance au lactose peut manger certains fromages et boire du lait modifié. Une intolérance au lactose est causée par un manque de lactase, une enzyme qui favorise la digestion du lactose, le sucre contenu dans le lait. Soit dit en passant (et pour le même prix), il existe des suppléments, comme le Lactaid, qu'on peut prendre pour favoriser la digestion du lait.

Aux aguets !

Un des meilleurs moyens d'éviter de manger les aliments qui déclenchent une réaction allergique consiste à apprendre à lire soigneusement les étiquettes. Par exemple, les personnes allergiques aux protéines du lait doivent vérifier si, dans la liste des ingrédients, figure le caséinate de sodium ou caséine. Plus facile à dire qu'à faire, direz-vous. Qui sait que la caséinate de sodium a un rapport avec les protéines du lait ? Inutile de dire que les parents de jeunes asthmatiques souffrant d'allergies alimentaires doivent être très bien informés. Quand on prend un repas à l'extérieur, on peut aussi s'informer auprès de la personne qui a cuisiné les plats.

Si on croit avoir des allergies à un aliment, sans en être sûr, il est toujours possible de demander à son médecin traitant de passer un test d'allergies alimentaires. On peut aussi essayer de procéder par élimination, c'est-à-dire retirer de sa diète durant un minimum de deux semaines l'aliment que l'on suspecte de provoquer une intolérance, puis le réintroduire tranquillement en observant les effets. Il s'agit alors de régimes d'exclusion suivis de réintroductions pour déterminer si une personne a des réactions indésirables à certains aliments.

Les animaux domestiques

Les animaux domestiques, ces adorables compagnons à quatre pattes (nous ne parlons pas ici de papa qui promène les tout-petits sur son dos), apportent beaucoup de réconfort, mais il arrive qu'ils soient à l'origine de manifestations allergiques respiratoires conduisant souvent à l'asthme.

Le chat, dont les poils et la salive sont très allergisants, est le plus souvent en cause. Les substances à l'origine des allergies à cet animal ont été identifiées; il s'agit d'une certaine protéine produite au niveau de la peau et sécrétée dans la fourrure de l'animal. Bien que sa fonction ne soit pas totalement connue, on lui attribue un rôle de protection contre les bactéries. Les particules sont également présentes dans la salive, l'urine ou les larmes des chats. Néanmoins, les coupables peuvent être nombreux: chien, lapin, hamster, cobaye, rat, souris, oiseau et animaux de ferme ont également des phanères (poils) allergisants. Si, à défaut d'animaux à poil ou à plumes, certains parents pensaient aux petits poissons rouges, ils pourraient être déçus. Dans certains cas en effet, même la nourriture pour poissons peut déclencher des crises d'asthme. Les venins d'hyménoptères (abeille, guêpe, frelon) jouent un rôle non négligeable, de même que les blattes, ces vulgaires coquerelles.

En fait, contrairement à ce que l'on pense, ce ne sont pas vraiment les poils qui sont responsables des problèmes allergiques, mais les allergènes qu'ils contiennent. La salive, les squames (voici un mot savant pour désigner ce qu'on appelle simplement les pellicules) contenues dans le poil ou les plumes des animaux à sang chaud peuvent causer de graves ennuis. Bref, tout animal à fourrure peut créer des problèmes.

Les allergies provoquées au contact des animaux et des oiseaux s'aggravent généralement en hiver lorsque les fenêtres des maisons sont fermées et que les animaux domestiques restent le plus souvent à l'intérieur. Notons aussi, sans éternuer si possible, que la poussière contenant l'urine peut provoquer une allergie.

Cesser tout contact

Les enfants sont le plus souvent victimes de l'allergie aux animaux domestiques. Dès l'apparition des symptômes d'une crise d'asthme, il faut cesser tout contact avec l'animal, même si les symptômes sont légers. Si on ne peut éviter la présence de l'animal, il faut le laver régulièrement et le garder à l'extérieur, si possible.

Mais encore là, il faut noter que les poils d'animaux peuvent être transportés par le vent à l'intérieur de la maison même si l'animal vit dehors. De plus, il n'est pas nécessaire de le toucher directement pour être victime des premiers symptômes. Le contact avec la substance allergisante peut se faire par des vêtements, des coussins, les lits, etc.

Ce qui est bête avec les animaux (!), c'est que l'allergie n'est pas toujours immédiate. Elle peut apparaître plusieurs mois ou années après leur arrivée dans le foyer. Quel déchirement que d'essayer de convaincre le petit qu'il faut se débarrasser du chat ! Sans compter que les allergies peuvent persister longtemps après son départ…

Une découverte

Faut-il pour autant prévenir les allergies ou l'asthme des enfants en interdisant la venue d'un animal à la maison ? Si les enfants sont prédisposés à l'asthme, ce n'est pas la meilleure idée de les doter d'un chien ou d'un chat. Les parents qui ont de la difficulté à se détourner de l'intérêt affectif que peut représenter un petit ami à quatre pattes pour leurs enfants, pourraient les mettre en présence de différents animaux domestiques chez des amis ou des parents. Cependant, il faut toujours garder en tête que l'allergie n'est pas nécessairement immédiate.

Ce problème est peut-être à la veille de disparaître. En effet, une compagnie de Syracuse, aux États-Unis, annonce la création éventuelle de chats transgéniques anti-allergie. Oui, oui, il est question de chats génétiquement modifiés dépourvus de la protéine à l'origine des allergies. Les animaux seraient stérilisés pour éviter des élevages illicites et seraient vendus près de 1 000 $ chacun. Certains prétendent toutefois que la modification du patrimoine génétique du chat pourrait affecter sa santé.

Déjà, de nombreuses sociétés américaines se sont lancées dans le clonage d'animaux domestiques « normaux ». Notons que le premier clone de chat domestique a été présenté le 14 février 2002 par les chercheurs de l'Université A & M du Texas.

Une réponse immunitaire ?

Dans un autre ordre d'idées, des chercheurs affirment que les enfants vivant en présence d'un chat pourraient développer une réponse immunitaire qui préviendrait le développement de l'asthme.

En étudiant la réponse immunitaire de 226 enfants âgés de 12 à 14 ans, dont 47 asthmatiques aux allergènes du chat et aux acariens, les scientifiques ont trouvé que quelques enfants avaient développé une tolérance vis-à-vis des allergènes du chat grâce à un type particulier d'anticorps. Certains de ces enfants exposés aux allergènes du chat durant de longues périodes pouvaient même développer un effet protecteur contre l'asthme. Un niveau d'exposition élevé peut soit engendrer un effet protecteur, soit représenter un facteur de risque. Personnellement, je ne tenterais pas ma chance, car on ne donne pas de chiffre précis.

Le climat

Le climat a une influence sur l'asthme, mais on ne sait pas de quelle façon. Ce qui est vérifié cependant, c'est que les bronches de l'enfant asthmatique sont très sensibles aux nuisances véhiculées par l'air. On a constaté, par exemple, que les vents violents contribuaient à une augmentation des crises, sans doute parce qu'ils transportent des pollens. Des chercheurs canadiens viennent par ailleurs de conclure une étude dont les résultats laissent entendre que les orages auraient un effet non négligeable dans le déclenchement des crises d'asthme.

Ce phénomène avait déjà été observé en Grande-Bretagne et en Australie où, à la suite de violents orages, le nombre de patients admis aux urgences pour de violentes crises d'asthme était beaucoup plus élevé que d'habitude. L'étude canadienne est une preuve de plus du rapport entre les perturbations météorologiques et l'augmentation des crises d'asthme.

Mais voilà qu'on découvre que la concentration des spores fongiques double lors des épisodes orageux. Ces spores sont des cellules reproductrices reliées aux champignons microscopiques qu'on retrouve dans l'air et qui sont à l'origine de plusieurs crises d'asthme. L'air qui devrait ordinairement être

« purifié » après l'orage serait au contraire plus pollué que d'habitude ! Toutefois, il ne faut pas sauter aux conclusions trop vite ; il reste encore bien des pistes à suivre...

D'autre part, l'ionisation de l'atmosphère ne semble pas intervenir dans les crises d'asthme, mais l'altitude est bénéfique aux gens allergiques car la présence d'acariens et des pollens y est très rare. Par contre, les climats humides aggravent l'asthme, sans doute à cause de la plus grande présence d'acariens dans l'air ambiant. Il faut savoir aussi que le temps chaud et humide favorise la croissance des moisissures, la libération des spores et la pollinisation de certaines plantes.

Les variations brusques de température sont mal supportées par les asthmatiques, ainsi que l'air relativement froid et sec pouvant provoquer la libération de produits chimiques qui causent le resserrement des muscles entourant les voies respiratoires. Les asthmatiques seraient sensibles également aux modifications brutales de la pression barométrique.

L'exercice

L'activité physique est un des facteurs déclencheurs de l'asthme. En effet, une crise peut apparaître à la suite d'un effort intense et peut durer 15 minutes ou plus. Cet asthme dû à l'effort est plus intense quand l'air froid et sec est respiré par la bouche. Chez certains asthmatiques, la respiration sifflante ne survient qu'après l'effort, alors que chez d'autres, elle peut s'intensifier après la fin de l'activité. Cet asthme, survenant après un effort physique, est très fréquent chez l'asthmatique, particulièrement (encore une fois) chez l'enfant. Toutefois, il peut être le premier signe d'asthme pour quelqu'un qui n'a jamais eu de véritables crises.

Les mécanismes en cause dans le déclenchement de l'asthme résultant de l'exercice sont connus et complexes. Il se traduit par une hyperréactivité bronchique secondaire au refroidissement de la muqueuse trachéo-bronchite.

Bon. Expliquons cela autrement.

L'asthme causé par un effort physique s'explique principalement par le refroidissement et le dessèchement des voies respiratoires provoqués par une respiration plus intense durant l'exercice. La respiration d'air froid et sec assèche et irrite la paroi intérieure des voies respiratoires, suscitant ainsi un affaiblissement de la fonction pulmonaire.

Quand on respire tranquillement, on respire l'air principalement par le nez pour qu'il soit réchauffé et humidifié avant d'atteindre les poumons. Quand on fait de l'exercice, l'air est surtout respiré par la bouche. Chez de nombreux asthmatiques, cet air relativement froid et sec peut causer la libération de produits chimiques provoquant le resserrement des muscles qui entourent les voies respiratoires, ce qui a pour effet de rétrécir et d'obstruer le passage de l'air. Une respiration rapide, associée à l'inhalation d'un air froid et sec, occasionne donc un resserrement des bronches et tous les symptômes suivants : difficulté respiratoire, respiration sifflante, toux, réflexe nauséeux et oppression thoracique. Ce phénomène se produit souvent lorsqu'on fait de la course à pied par temps froid, par exemple.

Donc, la température de l'air ambiant et le degré d'humidité sont des facteurs non négligeables. D'autres facteurs interviennent et peuvent faciliter l'apparition des crises : la pollution atmosphérique, les infections virales, la concentration des substances allergisantes dans l'air. Chez la moitié des patients, l'asthme induit par l'exercice est suivi d'une période dite « réfractaire » pendant laquelle un exercice physique équivalent va être mieux toléré ; celle-ci peut durer de deux à quatre heures. La période d'échauffement conseillée avant tout sport peut provoquer cette période réfractaire.

On verra plus loin que, malgré tout, une personne asthmatique ne devrait pas s'empêcher de faire des activités physiques. Au contraire.

Les virus

Une enquête sur la santé pulmonaire des jeunes menée au Canada révèle que, chez les jeunes asthmatiques interrogés, les rhumes et les infections pulmonaires sont les facteurs qui provoquent ou aggravent leur asthme le plus souvent. Les exercices ou les sports sont aussi mentionnés fréquemment. Viennent ensuite dans une proportion semblable (à peu près 55 % des répondants pour chacun des facteurs) le pollen, la fumée de tabac, la poussière, l'air froid, les animaux de compagnie, la moisissure et la pollution de l'air.

Chez plusieurs enfants asthmatiques, un simple rhume peut provoquer, au bout de quelques jours d'évolution, l'apparition d'une crise. En fait, près de 90 % des crises d'asthme chez les enfants sont causées par les rhumes et la grippe. En langage médical, il s'agit d'infections virales des voies respiratoires supérieures. Généralement, les symptômes de l'asthme débutent environ trois jours après que l'enfant commence à avoir le nez qui coule et une toux légère typique du rhume.

Certains des virus qui provoquent couramment les crises d'asthme sont le virus de la grippe, le rhinovirus (la cause du rhume ordinaire) et le virus respiratoire syncytial (VRS). Le VRS peut aussi causer la bronchiolite chez les bébés. L'influenza A, le parainfluenza et le mycoplasma sont aussi des virus provoquant des crises d'asthme.

Il n'y a pas grand-chose que l'on peut faire pour prévenir les rhumes, sauf éviter le contact avec les gens qui en sont atteints. On se contentera, par exemple, de téléphoner à nos amis enrhumés plutôt que de les visiter. Empêcher (ou tenter d'empêcher) l'enfant asthmatique d'utiliser les mêmes serviettes de toilette que ses frères et sœurs quand ils ont le rhume est également une bonne idée. Vous pourriez demander à votre médecin de vacciner l'enfant contre la grippe à l'automne, afin de la prévenir.

La pollution

Depuis 20 ans, le nombre d'allergies et d'asthmes est en hausse dans le monde. Les raisons exactes de cette augmentation échappent encore aux spécialistes et aux chercheurs. On peut toutefois tenir pour acquis qu'une partie de l'augmentation observée est attribuable aux progrès réalisés dans la médecine qui ont permis de faire de meilleurs diagnostics et de mieux classer les affections chroniques.

Plusieurs théories sont proposées, mais la mise en cause de la pollution atmosphérique apparaît évidente. De nombreux spécialistes sont convaincus qu'il y a quelque chose dans l'environnement qui entretient cette augmentation et qui est en rapport avec le développement et l'industrialisation. Ceux-ci font d'ailleurs un certain lien entre l'augmentation du nombre d'asthmatiques et le fait que de plus en plus de personnes vivent au coeur d'une zone urbaine. Pour appuyer cette relation, des études ont révélé que la fréquence de l'asthme est plus élevée dans les régions urbaines que dans les secteurs moins pollués. On constate également que les épisodes de pollution majeurs correspondent avec de nombreuses entrées hospitalières pour crise d'asthme, indépendamment des conditions climatiques.

Les spécialistes et les chercheurs doutent que la pollution soit pour autant un facteur déclencheur d'asthme ou d'allergie. Ils sont cependant convaincus qu'elle constitue un facteur aggravant. En effet, la pollution de l'air accroît les difficultés respiratoires chez les asthmatiques en raison du taux élevé de contamination provenant des gaz d'échappement des voitures (oxyde de carbone et oxyde d'azote) et des fumées d'usine (anhydride sulfureux). On compte également les polluants domestiques comme les fréons (gaz propulseurs émis par les produits en aérosol), les insecticides et la fumée de tabac au nombre des facteurs susceptibles de provoquer des crises d'asthme et qui doivent être évités.

D'autres substances peuvent également provoquer les symptômes de l'asthme : les irritants chimiques dans les lieux de travail, la fumée provenant du chauffage à bois, les solvants, la peinture (toutes les odeurs fortes), les fournitures d'arts plastiques, les produits de beauté parfumés (fixatifs à cheveux, parfums et produits de nettoyage), les vaporisateurs, les poudres, les moisissures causées par des infiltrations d'eau, etc. Par ailleurs, certains nouveaux polluants apparaissent plus nocifs que ceux d'autrefois, mais il est difficile d'établir des relations directes de cause à effet. De plus, quand on est soumis à de faibles doses de polluants pendant des années, il est ardu d'en évaluer précisément les effets à long terme.

Il est évident que pour améliorer sa situation, l'asthmatique doit éviter le plus possible d'entrer en contact avec tous ces produits. Dans certains cas, comme les produits de beauté ou la fumée de cigarette, c'est plus facile ; dans d'autres cas, comme le smog ou les gaz d'échappement des voitures, c'est beaucoup plus difficile.

Le smog

La pollution atmosphérique (smog) a un effet sur l'asthme, comme l'ont démontré les études épidémiologiques et expérimentales. Ce qu'on désigne comme smog est le mélange chimique observé souvent au-dessus des grandes villes sous la forme d'une brume brunâtre ou jaunâtre. Même si on distingue surtout le smog dans les grandes agglomérations, sa concentration peut être tout aussi élevée dans les banlieues et les municipalités rurales à cause du vent.

Le smog est un mélange de polluants atmosphériques, qu'on désigne aussi sous le nom d'aérocontaminants, composé surtout d'ozone troposphérique, de sulfates, d'oxyde de soufre, d'acide sulfurique, d'oxyde d'azote, de composés organiques volatils et de monoxyde de carbone. Tous ces produits favorisent les bronchoconstrictions et diminuent les capacités respiratoires. Quel que soit l'endroit et qu'il soit visible ou non, le smog peut être nocif pour la santé, particulièrement pour le cœur et les poumons. Les effets sur la santé d'une exposition au smog, même brève, peuvent varier d'une irritation des yeux, du nez ou de la gorge, à une réduction des fonctions respiratoires, à une aggravation des maladies respiratoires ou cardiaques et à une mort prématurée.

Certains groupes de personnes peuvent être plus sensibles au smog, entre autres les personnes âgées, les enfants, les cardiaques et les personnes allergiques ou asthmatiques ou atteintes d'une autre maladie pulmonaire chronique. Des recherches se poursuivent concernant les effets de l'exposition prolongée à la pollution atmosphérique.

Voyons plus en détail la composition du smog et on comprendra que plusieurs personnes en subissent les effets nocifs. Le smog est constitué de ce qu'on appelle des matières particulaires, des particules microscopiques de taille et de composition chimique variables. Les principales sources de matières particulaires dans l'atmosphère comprennent les émissions industrielles et de véhicules ainsi que plusieurs autres polluants, mais la pollution atmosphérique peut également être causée par des réactions chimiques entre polluants déjà présents dans l'atmosphère.

Par exemple, l'ozone troposphérique, un polluant fortement irritant, se forme quand des oxydes d'azote et des composés organiques volatils se combinent à la lumière solaire. Étant donné que la formation de l'ozone troposphérique dépend du rayonnement solaire, les niveaux d'ozone sont plus élevés durant l'été, les pics étant observés entre midi et 18 heures. Les épisodes d'ozone les plus marqués sont souvent produits par des masses d'air stagnantes ou lentes qui retiennent les polluants durant une longue période.

Une brève exposition à l'ozone troposphérique peut irriter le nez et la gorge et causer d'autres symptômes tels que la toux ou une respiration difficile et douloureuse. Habituellement, les symptômes respiratoires et l'inconfort causé par la pollution atmosphérique disparaissent après quelques jours d'exposition répétée. Ce qui ne veut pas dire que les dommages créés par l'ozone ne continuent pas de se produire dans les profondeurs des poumons.

Les polluants chimiques, très nuisibles, peuvent se marier avec d'autres facteurs déclencheurs comme les pollens. En effet, les polluants chimiques peuvent agir soit en rendant la muqueuse respiratoire plus vulnérable à l'action des pollens, soit en rendant les pollens plus nocifs. Les particules contenues dans les gaz d'échappement des moteurs diesel sont parmi les principaux accusés. Les chercheurs avancent en effet que les particules de diesel, de toute petite taille, captent d'autres particules allergisantes dans l'air et les transportent en profondeur dans les bronches.

En se comparant avec Los Angeles, Mexico ou Tokyo, des villes reconnues pour avoir un taux de pollution très élevé, certains pourraient penser que leur situation est préférable. Il faut faire attention. Au Canada, il est vrai que, dans l'ensemble, la qualité de l'air est plutôt bonne comparativement à d'autres pays, mais elle reste préoccupante. En effet, dans plusieurs régions du Canada, les concentrations d'ozone troposphérique sont supérieures aux normes actuelles pour la qualité de l'air ambiant. Et dire qu'il y en a qui s'opposaient farouchement à la ratification du protocole de Kyoto par le gouvernement canadien !

La cigarette

C'est difficile de ne pas parler de tabac quand on parle de pollution. Il est reconnu que la fumée de cigarette aggrave l'état des asthmatiques, en particulier chez les enfants. Il est donc primordial pour eux que personne ne fume à la maison, même quand ils sont à l'école, car les effets d'une cigarette se prolongent dans la maison pendant sept jours.

Le tabagisme, même passif, des parents, plus particulièrement de la mère, accroît le risque d'asthme chez les enfants. Pourquoi la mère en particulier ? Parce qu'il est prouvé que les bébés des femmes qui fument ont des poumons plus petits et risquent davantage de devenir asthmatiques. Spécifions que la fumée secondaire dégagée par la cigarette du père est aussi dommageable. Bref, on ne doit pas exposer les enfants à un environnement pollué sur lequel ils n'ont aucun contrôle. En fait, certains travailleurs de la santé pensent même que si les parents d'un enfant asthmatique fument à la maison, ils sont coupables de négligence envers l'enfant…

À la ferme et ailleurs

Les voies respiratoires de l'asthmatique présentent une hypersensibilité et une hyperactivité à certains facteurs déclencheurs, dont les polluants. Les produits chimiques agricoles, surtout les pesticides, font partie du milieu de vie des gens de la ferme. D'ailleurs, près de 8 % des agriculteurs souffriraient d'asthme.

Une enquête traitant de l'asthme et de l'utilisation de pesticides a été réalisée dans la province de Saskatchewan, au Canada, auprès de 1 939 agriculteurs. Elle a démontré que le taux d'utilisation de pesticides du groupe des carbamates (carbofuran, méthoxyle, carbamyl) au cours des cinq années antérieures était 80 % plus élevé chez les agriculteurs qui souffraient d'asthme que chez les non-asthmatiques.

Si les auteurs de l'étude concluent que l'exposition aux produits chimiques agricoles pourrait être associée aux problèmes pulmonaires chez les agriculteurs, ils précisent toutefois que l'exposition à d'autres facteurs déclencheurs, comme les champignons microscopiques présents dans les poussières céréalières ou les pollens provenant des céréales, pourrait expliquer en partie les résultats de l'étude.

Restons au Canada, au Québec cette fois, dans le quartier Pointe-aux-Trembles à Montréal. Des experts en santé publique ont découvert que les enfants âgés de 0 à 4 ans habitant ce quartier courent 50 % plus de risques de contracter une maladie respiratoire que ceux habitant ailleurs à Montréal. On ne peut expliquer catégoriquement les raisons de ce phénomène, mais on soupçonne fortement les raffineries environnantes. De plus, la circulation automobile y est très dense, tout comme dans plusieurs quartiers montréalais par ailleurs. Cependant, il n'y a pas d'autres secteurs où se trouvent des raffineries...

Tout indique que la pollution joue un rôle dans le déclenchement de crises chez certains asthmatiques. Pourtant... Au moment de la chute du mur de Berlin, on a étudié la prévalence de l'asthme chez les Allemands de l'Ouest et ceux de l'Est. En Allemagne de l'Est, on trouve des régions extrêmement polluées (entre autres, avec des usines de charbon très polluantes) et à l'Ouest, des régions qui le sont nettement moins. On constate avec surprise qu'il existe une plus forte fréquence d'asthme... chez les Allemands de l'Ouest. Cette constatation va donc à l'encontre de l'idée que la pollution favorise l'allergie.

Naturellement, les experts ont émis leurs hypothèses pour expliquer ce phénomène. À l'Est, on observe davantage d'infections virales (bronchites, surinfections, etc.) qui protégeraient contre les sensibilisations précoces et l'apparition d'allergies, rendant ainsi les résidants moins vulnérables. À l'Ouest par contre, la « vie moderne » pourrait expliquer le nombre plus élevé d'allergies (alimentation plus diversifiée, présence de moquettes et d'animaux dans les logements, lourde circulation automobile, etc.).

En revanche, du moins pour les personnes qui aiment voir la pollution au banc des accusés, on s'aperçoit que le nombre d'asthmatiques augmente en Allemagne de l'Est depuis la chute du mur de Berlin. Cela serait dû au changement dans la composition de la pollution (augmentation de la pollution automobile, par exemple).

Des données plus concrètes au sujet de la relation asthme-pollution devraient être disponibles sous peu. D'ailleurs, une étude internationale de l'asthme et des allergies de l'enfant est en cours dans les pays en développement dont certaines régions subissent une importante pollution atmosphérique. L'un des objectifs préliminaires de l'étude est d'obtenir des renseignements au sujet de l'association entre l'asthme infantile et la pollution de l'air. Cette étude aidera peut-être à transformer quelques-unes des hypothèses mentionnées précédemment en certitudes.

Une maladie psychosomatique ?

On a longtemps cru (certains le laissent encore croire) que l'asthme est une maladie psychosomatique. C'est vrai que les émotions vives, le stress et les soucis peuvent aggraver un asthme existant, mais il est faux de croire que l'asthme peut exister exclusivement dans la tête !

L'asthme n'est donc pas un problème psychologique, mais il faut reconnaître que des facteurs affectifs peuvent aider au déclenchement d'une crise. Chez certaines personnes, il est fréquent d'observer des crises d'asthme déclenchées par des situations stressantes, des contrariétés, des difficultés scolaires ou familiales, des émotions fortes comme l'énervement, la colère, la peur. Même le rire peut contribuer à déclencher une crise d'asthme. En somme, l'asthme et le psychisme agissent l'un sur l'autre, et vice versa.

La nature même de l'asthme, l'impression d'étouffer, est génératrice d'angoisse. Le syndrome d'asphyxie crée, chez la personne qui l'éprouve (particulièrement chez un enfant), une peur panique similaire à celle que ressent la personne qui se noie. Durant la suffocation, elle lutte, s'agite, s'énerve. Cette impression de mourir est intense. Ainsi, l'asthmatique vit dans la crainte d'une crise et redoute tout ce qui la provoque.

Chez les enfants, les réactions de l'entourage peuvent aboutir à une surprotection ou, au contraire, surtout dans les familles nombreuses, à un rejet inconscient. Les réactions de l'enfant peuvent être un repli dans la maladie – les crises peuvent être « souhaitées » – ou une opposition à l'entourage considéré comme responsable. Cela veut dire que les réactions de l'entourage peuvent contribuer à la détérioration de l'équilibre psychoaffectif de l'enfant, selon sa personnalité, son milieu familial, la gravité de la maladie et, surtout, sa réponse aux traitements.

Une attitude apaisante, réconfortante, patiente, émanant de parents affectueux, équilibrés, intelligents et sincères permet de soulager l'angoisse et d'empêcher sa contagion.

Afin d'éviter la crise, il est souhaitable d'apprendre et d'appliquer des techniques de relaxation. Il importe également de pouvoir discuter avec quelqu'un des sentiments qu'engendrent les crises. L'appui familial est donc essentiel tout comme celui des amis et du médecin.

Le facteur héréditaire

Aujourd'hui, l'origine en partie génétique de l'asthme ne fait plus de doute. Je dis en partie génétique parce que même si on n'hérite pas d'une allergie précise, on hérite de la tendance à être allergique. Ça, c'est prouvé. Dans la population en général, la fréquence de l'asthme est de 5 % à 10 %, mais si vous avez un parent qui en souffre, votre facteur de risque grimpe aux alentours de 30 %. Si les deux parents en sont atteints, les enfants ont un peu plus de 50 % de chances (si on peut parler de « chance ») d'en souffrir à leur tour. Voilà pourquoi on parlera davantage de prédisposition familiale que de maladie génétique. D'ailleurs, certaines familles sont composées de plusieurs personnes asthmatiques alors que d'autres n'en comptent aucune même avec un des deux parents asthmatiques.

L'Organisation mondiale de la santé révèle qu'une étude menée dans l'île de Tristan da Cunha, dans l'Atlantique Sud, dont le tiers des 300 habitants souffrent d'asthme, a démontré que les enfants de parents asthmatiques avaient beaucoup plus de risques de souffrir de la maladie. C'est un exemple comme un autre pour illustrer le facteur héréditaire, mais avouons-le, c'est un exemple qui ne manque pas d'exotisme !

L'influence du « terrain » allergique, c'est-à-dire de l'hérédité, est donc très importante avant la puberté et chez le jeune enfant en particulier. Les lecteurs qui considèrent que l'expression « jeune enfant » est à la fois redondante et vague ont raison. C'est pourquoi, dans un grand élan d'humilité, nous corrigeons le tir pour parler des 0-5 ans en espérant que votre satisfaction est complète. Pour en revenir à notre sujet principal, on trouve des liaisons entre les manifestations allergiques et le système majeur d'histocompatibilité. Il existe en effet une prédisposition héréditaire à la production de certains anticorps envers les allergènes environnants, à l'hyperactivité bronchique, aux anomalies vis-à-vis des médiateurs chimiques ou du système nerveux végétatif. (Ça, c'est la revanche de l'auteur. Sans rancune.)

Il y a au moins ça que mon fils ne peut me mettre sur le dos, c'est-à-dire que je ne suis pas asthmatique (ni sa mère ni ses grands-parents d'ailleurs). En somme, il n'y a pas d'asthmatique connu dans notre famille. Il faut dire que l'enquête à ce sujet est difficile à réaliser de façon concluante dans la mesure où les grandes réunions familiales remontent à mon enfance. Chose bizarre toutefois, ma sœur vient de passer des examens qui ont révélé la présence d'asthme… à 40 ans. Est-ce que les dispositions héréditaires peuvent fonctionner à l'envers ?

Les asthmatiques naissent avec une prédisposition à la maladie qui est déclenchée en présence de facteurs favorisant son éclosion. Cela dit, l'allergie ou l'asthme restent des maladies influencées par plusieurs facteurs. Des études réalisées auprès de vrais jumeaux vivant séparément montrent que 50 % seulement partageront la même pathologie. Les facteurs environnementaux sont donc déterminants. Par exemple, une équipe britannique a découvert que des enfants « à risque » (dont les parents sont allergiques), élevés dans un environnement sans acariens, ne font pas d'asthme. En revanche, ceux qui en font ont presque tous vécu leur enfance dans un milieu peuplé d'acariens.

L'augmentation de la fréquence de l'asthme constatée chez les enfants au cours des dernières décennies peut être causée par des changements dans le type d'exposition à des facteurs variés durant la période prénatale et la première enfance. Ces changements pourraient à leur tour influencer le développement du système immunitaire. Chez les personnes ayant une prédisposition génétique, l'altération du système immunitaire peut se traduire par une réaction allergique accentuée aux matières étrangères et ainsi rendre le descendant susceptible à l'asthme ou à des allergies.

Les généticiens ont mis en évidence l'intervention des chromosomes 4, 5 et 11 concernant l'hyperactivité bronchique et l'allergie. Le chromosome 5, particulièrement étudié, porte les gènes codant la fabrication de certaines interleukines, notamment celles impliquées dans les phénomènes inflammatoires de l'asthme.

Ce qui est encourageant, c'est que les généticiens commencent à réaliser des percées importantes dans le domaine du séquençage du génome humain. Ils ont récemment repéré tous les gènes et fragments de gènes (un peu plus de 1 500) qui composent le chromosome 14 (d'accord, cela n'a rien à voir avec le chromosome 5, mais attendez la suite), le plus long chromosome humain décrypté à ce jour. De plus, les scientifiques ont établi l'enchaînement ordonné des 87 millions de nucléotides (composants de l'ADN) qui le caractérisent. Il est particulièrement intéressant de noter que, sur le chromosome 14, figurent entre autres une soixantaine de gènes reliés à des maladies comme une forme précoce de la maladie d'Alzheimer ou le syndrome d'Usher (anomalies de la vue et de l'audition).

Il semble que les scientifiques travaillent présentement au séquençage de trois autres chromosomes humains. Espérons pour les asthmatiques que le chromosome 5 soit du nombre.

Les médicaments

L'acide acétylsalicylique ou ASS (aspirine) peut être dangereux pour les asthmatiques. Il provoque une bronchoconstriction chez au moins 4 % des asthmatiques de 20 à 90 minutes après avoir été ingéré. À ce chapitre, l'acétaminophène (Tylenol, par exemple) représente une solution de remplacement valable parce qu'elle ne provoque pas les symptômes de l'asthme. Mais il n'y a pas que la banale aspirine qui contient l'AAS ; c'est pourquoi il est préférable de consulter le pharmacien avant d'acheter un médicament en vente libre.

Il est à noter aussi que certains allergènes médicamenteux (pénicilline et dérivés, autres antibiotiques, anesthésiques, hormones, produits de contraste radiographique, etc.) ont une activité allergisante. D'autre part, la prise de certains médicaments connus sous le nom de bêta-bloquant contre l'hypertension et certaines affections cardiaques peut provoquer des crises d'asthme. Des asthmatiques peuvent aussi mal réagir à la prise de certains anti-inflammatoires non stéroïdiens.

Ces différents facteurs n'interviennent pas de la même façon chez tous les asthmatiques. Chez une même personne, ils peuvent varier en fonction de l'évolution de l'asthme. Afin de prévenir la crise, mieux vaut dire à son médecin tous les médicaments pris afin qu'il puisse prescrire des ordonnances de façon sécuritaire.

CHAPITRE III

Comment reconnaître l'asthme ?

Nous avons vu que l'asthme est une maladie chronique causée par la constriction des voies aériennes et menant à des difficultés respiratoires. La gêne respiratoire intense et la sensation d'étouffement au cours de la crise d'asthme s'expliquent par plusieurs mécanismes additionnés.

Ces divers mécanismes font en sorte que les muscles des voies respiratoires se rétrécissent (bronchospasme) et que les parois de ces passages enflent (œdème ou inflammation) et produisent une plus grande quantité d'exsudat muqueux (mucus épais et collant). Au fur et à mesure que les muscles des voies respiratoires se rétrécissent, la respiration devient plus difficile, allant d'une toux persistante à une respiration sifflante. Une crise d'asthme peut durer quelques minutes ou s'étendre sur plusieurs jours.

Les symptômes de l'asthme comprennent une respiration difficile et sifflante, un resserrement dans la poitrine, un malaise pulmonaire, un essoufflement sévère au moindre effort, un toussotement continu, une agitation inexplicable, une posture arrondie, les muscles du cou et des épaules tendus, un tirage dans la région du sternum et des côtes, une pâleur du visage, souvent en sueurs. Chez les enfants, le manque d'entrain et les yeux cernés peuvent être des signes supplémentaires. Les symptômes d'asthme varient selon les personnes et leur intensité s'échelonne de faible à grave.

Il est intéressant de noter que les symptômes sont souvent plus intenses la nuit et tôt le matin. Il existe en effet une variation naturelle de l'asthme qui coïncide avec le rythme du sommeil. Il est plus important aux premières heures du jour (entre 3 et 5 heures du matin). L'asthmatique est alors réveillé par des quintes de toux ou une respiration sifflante (ou *wheezing*). « Je me sens serré », déclare souvent le pauvre petit entre deux séances de *wheezing* en pleine nuit.

Pourquoi les symptômes d'asthme sont-ils plus importants la nuit et tôt le matin ? Votre réponse vaut sans doute la mienne. Peut-être existe-t-il un rapport avec la façon dont on est couché ? Quand nous sommes étendus sur le dos, il s'exerce une pression naturelle sur la poitrine. Certains affirment toutefois que, pendant la nuit, le fait d'être allongé n'a aucune influence. Effectivement, le malade peut aussi être oppressé au lever, même si le sommeil n'a pas été perturbé. Ce n'est pas pour rien que je mentionnais que votre réponse vaut sans doute la mienne ! Par ailleurs, c'est en milieu d'après-midi, en général, que l'asthmatique se sent le mieux. Là encore, à mon avis, toutes les hypothèses se valent pour expliquer pourquoi il en est ainsi.

La toux

Il y a généralement présence de toux lors d'une crise d'asthme. Elle marque fréquemment le début de la crise et se manifeste généralement par des quintes, c'est-à-dire un excès de toux prolongé. La toux est grasse s'il y a présence de sécrétions, sèche s'il n'y a pas de sécrétions. Pour certaines personnes, c'est le seul symptôme. Le plus souvent, il s'agit d'une toux sèche et tenace qui s'aggrave la nuit, à l'effort physique, aux variations de température ou lors d'infections virales ou bactériennes.

La respiration sifflante

Il s'agit d'un sifflement qu'on entend lorsque l'air est expulsé des poumons. Cela est dû au passage de l'air dans les bronches trop serrées. Mais attention, il peut arriver que les bronches soient tellement serrées qu'on n'entende pas de sifflement. La gravité de la crise d'asthme ne doit donc pas être jugée qu'en se basant sur la respiration sifflante.

L'essoufflement

L'asthmatique en crise s'essoufflera facilement au moindre effort. Il devient pénible pour lui d'effectuer tout effort physique. Il est quelquefois essoufflé au point d'avoir de la difficulté à parler. L'essoufflement peut occasionner une oppression thoracique, c'est-à-dire une douleur au niveau de la poitrine chez l'enfant et l'adolescent alors que chez l'adulte, elle se traduit par une lourdeur.

Le tirage

On observe l'apparition de tirage surtout chez les jeunes enfants; il s'agit d'un signe de difficulté respiratoire. Il met en évidence l'utilisation de muscles qui ne sont pas employés lors d'une respiration normale. S'il y a des symptômes qui s'entendent, celui-là est facile à voir. Il consiste en une sorte de creusement, qui apparaît lorsqu'on fait entrer l'air dans nos poumons, soit au-dessus du sternum à la base du cou, soit au-dessous du sternum ou entre les côtes. La présence de tirage à tous ces endroits indique la gravité de la crise.

Les parents qui croient que leur enfant fait une crise d'asthme devraient prendre le temps de faire ce petit examen visuel avant de se rendre à la clinique. Personnellement, j'ai trouvé cette information bien utile. C'est que l'enfant peut tousser sans qu'il s'agisse d'un symptôme d'une crise d'asthme, surtout s'il a un rhume par exemple. Dans le doute, je lui faisais retrousser son chandail et j'observais la région du sternum et des côtes.

Le battement des ailes du nez

Le battement des ailes du nez se remarque principalement chez les jeunes enfants. Il consiste en un mouvement des narines qui suit la respiration rapide de l'enfant.

Le teint bleuté

Lors d'une crise sévère, un visage, des lèvres ou des ongles bleutés indiquent une baisse d'oxygène dans le sang. Ce signe arrive tardivement et seulement lors d'une crise très sévère.

La détresse respiratoire

Le plus souvent, nous l'avons vu, l'inflammation des voies aériennes se traduit par des symptômes de sibilance, de toux, d'oppression thoracique ou d'essoufflement. Parfois, les symptômes deviennent tellement sévères qu'ils entravent les activités normales, comme l'exercice, le sommeil et la parole.

C'est à ce niveau de gravité de la crise que peut apparaître la détresse respiratoire. Celle-ci se manifeste lorsque l'essoufflement est tel qu'il entraîne une fatigue respiratoire associée à d'autres symptômes comme le tirage et le teint bleuté. Dans ces conditions, il faut se rendre vitement à l'hôpital.

Heureusement, si nous pouvons employer ce mot dans les circonstances, les crises d'asthme suivent une sorte de crescendo. Nous avons le temps de réagir bien avant les stades du teint bleuté et de la détresse respiratoire. D'autre part, la majorité des symptômes, comme la toux de l'asthmatique, peuvent être bien contrôlés par la médication utilisée actuellement pour traiter ce problème.

CHAPITRE IV

Que faire en cas de crise ?

Une crise d'asthme s'accompagne de sensations de suffocation, d'essoufflement et de perte de contrôle. Ce peut être une expérience terrifiante à la fois pour l'enfant qui la vit et ses parents, surtout s'ils ne sont pas habitués à cette condition. Pourtant, même s'il s'agit d'une situation alarmante, les parents doivent garder leur calme, apporter leur soutien et savoir quel traitement administrer.

Dans les pages précédentes, il était question des nombreux signes pouvant indiquer qu'une crise d'asthme se prépare. Plus vite les proches d'un asthmatique identifieront ces signes d'alerte, plus leurs réactions seront profitables, car ils pourront voir venir la crise. Il suffit d'être vigilant. Les signes d'alerte sont propres à chaque enfant, mais en général, ils se produisent dans une sorte de crescendo.

Dans le but de nous mettre dans l'ambiance, revoyons brièvement quelques points qui ont été abordés en relation avec les symptômes. La toux peut être le premier signe, mais elle peut l'être de bien des choses, dont un simple rhume. Quoi qu'il en soit, cette toux persistante, sèche ou grasse, devrait mettre la puce à l'oreille des parents. L'agitation, l'irritabilité et la fatigue sont d'autres signes, et si l'enfant se frotte constamment le nez ou la gorge, il y a quelque chose qui s'en vient. Les doutes concernant l'éventualité d'une crise d'asthme devraient commencer à s'estomper quand ces signes sont suivis ou accompagnés d'une augmentation de l'intolérance à l'effort et que la respiration sifflante de l'enfant devient de plus en plus rapide et superficielle.

Les signes et les symptômes d'une crise d'asthme deviennent évidents quand l'enfant utilise de plus en plus ses muscles accessoires, ce qui entraîne une contraction et un gonflement des muscles du cou. On observe aussi l'apparition de tirage, surtout chez les plus jeunes. Rappelons que le tirage consiste en une sorte de creusement qui apparaît soit au-dessus du sternum à la base du cou, soit au-dessous du sternum ou entre les côtes, lorsque nous faisons entrer l'air dans nos poumons. La présence de tirage à tous ces endroits indique la gravité de la crise. On remarque aussi un battement des ailes du nez tandis que l'enfant respire par la bouche.

Au fur et à mesure que la crise s'aggrave, l'enfant pourra devenir tout rouge ou transpirer. Il se plaindra d'oppression thoracique: « Je suis serré. » Il aura de la difficulté à prononcer des phrases complètes à cause du manque de souffle. Les lèvres et le lit des ongles prendront une couleur grisâtre ou bleutée à cause d'un manque d'oxygène. Mais avant d'en arriver à une détresse respiratoire, les parents auront décelé suffisamment de signes pour comprendre qu'il s'agit d'une crise d'asthme.

En cas de difficultés respiratoires, il faut d'abord rassurer l'enfant en lui parlant calmement. La première chose à faire consiste à l'encourager à relaxer et à respirer lentement. Il est préférable qu'il ne s'allonge pas. Il peut s'asseoir les jambes croisées, les coudes posés sur les genoux. Cela favorisera la relaxation des épaules et une meilleure respiration. S'il demande à boire, on peut lui offrir une boisson tiède. L'asthme découlant d'allergies peut être attribuable à une vaste gamme de facteurs qui varient d'une personne à l'autre. Voilà pourquoi il serait peut-être utile de changer l'enfant de pièce, même si on n'a pas identifié la source de l'allergie ; c'est une façon de mettre toutes les chances de son côté.

Il faut immédiatement emmener l'enfant à l'hôpital si on ne possède pas les médicaments adéquats sous la main.

Bien entendu, si l'asthme de l'enfant est connu, on l'encouragera à prendre les médicaments appropriés avant de penser à le conduire à l'urgence. On donne un traitement au bronchodilatateur et si les symptômes persistent après 10 ou 15 minutes, on donne un deuxième traitement. Si les symptômes persistent toujours après cinq minutes, on administre un troisième traitement et on emmène l'enfant à l'hôpital.

Notons au passage qu'un médecin m'a déjà recommandé de laisser une fenêtre du véhicule entrouverte pendant le transport à l'hôpital, même en hiver. Je n'ai pas constaté que la condition de mon fils s'améliorait de cette façon, mais je n'ai jamais couru le risque de voir sa condition se détériorer davantage en laissant la fenêtre fermée, juste pour le plaisir de vérifier si le truc du médecin fonctionnait…

De plus en plus de personnes, et je fais partie de ce groupe, pensent que l'abus des médicaments est un problème dans notre société. Mais il ne faut pas tout mêler. Les médicaments contre l'asthme présentent peu de danger. Dans le cas d'une crise d'asthme, il ne faut surtout pas hésiter à donner les médicaments à l'enfant ou à les lui laisser prendre. Il

CHAPITRE V

Mon enfant est-il asthmatique ?

Le diagnostic d'asthme est habituellement facile à poser… chez une personne qui a déjà des antécédents d'asthme. Le problème existe surtout quand il s'agit du premier incident. Parfois, l'asthme se présente sous la forme typique classique, mais il peut s'agir tout simplement d'une toux, d'une dyspnée sans toux ou de sibilances sans dyspnée ni toux. Pour compliquer ce tableau clinique et le diagnostic, un état grippal ou une infection des voies respiratoires supérieures peuvent survenir sans qu'il y ait présence d'asthme.

De plus, parce que les symptômes sont très variables, c'est-à-dire qu'ils peuvent s'aggraver ou s'améliorer avec le temps, il n'est pas toujours facile de conclure tout de suite qu'un patient est asthmatique. D'autant plus qu'il n'existe pas de test particulier ni une série de variables cliniques fiables. C'est pourquoi on doit s'attendre à de larges variations dans la fréquence et l'exactitude des diagnostics.

Malgré tout, il est extrêmement important de poser le bon diagnostic, car si l'asthme est diagnostiqué correctement, il peut être traité de façon appropriée.

Ce ne sont pas tous les médecins qui prennent le temps de réaliser toutes les étapes qui mènent à un bon diagnostic de l'asthme. Celui-ci nécessite une évaluation des symptômes cliniques, une mesure objective de la fonction respiratoire, une appréciation de la réponse au traitement et, parfois, des tests de provocation.

Les antécédents

Dans la préparation de son diagnostic, le médecin devrait entendre l'histoire détaillée de son patient qui fera état de ses antécédents médicaux: s'il fait ou s'il a déjà fait des congestions nasales (rhinites), si ses yeux piquent (conjonctivite allergique) et s'il fait ou s'il a déjà fait de l'eczéma, souvent présent avec l'asthme, et de l'urticaire. Le malade devra aussi informer le médecin s'il a des antécédents de toux récurrente et persistante à la suite d'un rhume, des rhumes fréquents, des croups (laryngite diphtérique).

Le médecin devrait s'informer non seulement des antécédents médicaux du malade, mais aussi de ses antécédents familiaux d'asthme, d'allergies, de fièvre des foins et d'eczéma. En effet, les enfants seront plus à risque de présenter les symptômes d'asthme s'il existe des antécédents familiaux d'allergies et d'asthme. Si tel est le cas, ils sont considérés comme ayant une prédisposition génétique.

D'autres questions pertinentes au sujet du malade doivent être posées. Est-ce que son état s'aggrave au printemps et à l'automne? A-t-il des difficultés respiratoires au moindre exercice? Est-ce que son sommeil est perturbé par des symptômes? Il faudrait également faire connaître au médecin l'environnement où l'enfant ou l'adulte vivent.

L'examen physique

Personne n'a besoin d'avoir effectué de longues études pour deviner qu'un examen physique est nécessaire à l'établissement du diagnostic : écoute des bruits pulmonaires avec un stéthoscope, examen des voies nasales, etc. On peut faire passer une radiographie pulmonaire pour exclure la possibilité de difficultés respiratoires dues à une affection autre que l'asthme.

Certains feront des tests sanguins, un examen des crachats et des tests cutanés d'allergies qui peuvent confirmer la présence ou l'absence d'allergies. Cependant, ces tests doivent être en corrélation avec les antécédents des symptômes. L'examen physique peut démontrer des signes bien précis, par exemple la présence de dermite eczémateuse ou simplement des séquelles de cette dermatite. Ces signes, associés à des antécédents positifs personnels ou héréditaires d'allergies, dirigeraient le médecin vers un diagnostic possible d'asthme, avec des indices d'atopie.

Les appareils de mesure

Pour diagnostiquer l'asthme, on utilise aussi le débitmètre, un petit appareil qui permet de mesurer le volume d'air que le malade peut expirer avec force après avoir pris une bonne inspiration (cette valeur s'appelle le débit expiratoire de pointe ou DEP).

Un professionnel de la santé peut effectuer des mesures plus précises encore au moyen d'un spiromètre. La spirométrie est une épreuve respiratoire qui mesure le volume et le débit de l'air qui passe dans les voies respiratoires. En cas de rétrécissement des voies aériennes dû à l'inflammation, la circulation de l'air y devient de plus en plus difficile. Par conséquent, les valeurs spirométriques seront modifiées.

La spirométrie n'est pas indiquée chez les enfants de moins de cinq ans, car ce test exige un certain effort, donc une certaine collaboration de la part du patient. Cependant, il s'agit d'un test très fiable pour poser un diagnostic. Dans les situations difficiles, la spirométrie pourra confirmer objectivement la présence de l'asthme. D'autres tests, comme les tests de provocation à l'effort et les tests de provocation à la méthacoline, peuvent également être administrés pour évaluer la réponse des voies aériennes.

Si l'examen donne des résultats négatifs, comme il se peut souvent dans l'asthme, la répétition des épisodes qui nous ont incités à visiter le médecin pourrait quand même faire penser à la possibilité d'asthme. Les professionnels mettront également de l'avant ce qu'on appelle le diagnostic différentiel. Il s'agit de rechercher les autres causes potentielles de l'essoufflement, de la respiration sifflante, de la toux et de l'oppression thoracique (une maladie de cœur ou d'autres affections pulmonaires) pour les éliminer.

Enfin, on procédera à un essai avec des médicaments contre l'asthme. Un essai thérapeutique d'un bronchodilatateur, soit un bêta agoniste, soit une préparation de théophylline, aide aussi à préciser le diagnostic. L'hyperactivité bronchique peut être démontrée par des épreuves de provocation bronchique non spécifique avec la méthacoline ou l'histamine. Si les symptômes s'améliorent à la suite de la prise de médicaments contre l'asthme, ceci vient renforcer le diagnostic d'asthme.

Attention !

Une fois le diagnostic posé, il est quand même un peu tôt pour déclarer le patient asthmatique. D'autant plus que le verdict est relativement lourd si on considère que le patient vivra un état chronique incurable.

Certains médecins redoubleront donc de prudence en considérant qu'il s'agit d'un premier épisode d'asthme, c'est-à-dire qu'il est possible que ce soit aussi le dernier. En effet, il semble que de 5 % à 10 % des enfants vont présenter à un moment donné durant l'enfance des signes et des symptômes comparables au diagnostic d'asthme.

CHAPITRE VI

Les traitements médicaux

Les asthmatiques ont de la difficulté à faire de simples activités comme marcher ou monter un escalier. Juste le fait de rire peut être pénible pour certains, ce qui est loin d'être drôle, vous en conviendrez. Pour eux, s'adonner à des activités à l'extérieur peut poser un réel problème. L'asthme peut faire manquer l'école ou le travail. Dans les cas les plus graves, il peut mener à l'hospitalisation. Certains en meurent, mais c'est de plus en plus rare, dans les pays industrialisés du moins.

L'asthme affecte les personnes atteintes durant toute leur vie. En d'autres mots, cette condition exige généralement des soins médicaux continus, car elle ne se guérit pas.

Atténuons tout de suite cette connotation tragique en précisant qu'au moins cette maladie se soigne. Ainsi, les médicaments ont pour but d'aider les asthmatiques à stabiliser leur maladie, à contribuer à leur bien-être et à leur permettre de mener une vie active normale, c'est-à-dire être peu incommodés par les symptômes, passer de bonnes nuits de sommeil et éviter les crises d'asthme. Grâce à un travail concerté avec leur médecin, à un traitement adéquat et à des médicaments pertinents, la plupart des asthmatiques sont en mesure de participer à leurs activités courantes. Dans ces conditions, ils peuvent même pratiquer les sports qu'ils aiment en toute quiétude.

En fin de compte, le but du traitement antiasthmatique est une amélioration de la qualité de vie du patient. Et pour un asthmatique, une meilleure qualité de vie passe par une diminution des symptômes, un minimum d'interférences avec les activités normales, un minimum d'utilisation du médicament de secours (le bronchodilatateur), un minimum d'effets indésirables des médicaments et de meilleurs résultats aux épreuves respiratoires.

Les médicaments jouent donc un rôle important dans le traitement et la maîtrise de l'asthme. Par exemple, avec la médication appropriée, les asthmatiques (et leurs parents) espacent de plus en plus les visites stressantes à l'hôpital. En somme, elle permet de contrôler près de 95 % de l'asthme.

Le paradoxe

Il n'empêche que la maladie (sa sévérité et le taux de mortalité) est toujours en progression, ce qui mystifie bien des médecins et même le commun des mortels. D'autant plus qu'on a accompli des progrès significatifs sur le plan des connaissances des allergies respiratoires – et de la compréhension de l'asthme en particulier – ainsi que de l'efficacité et de la facilité d'utilisation des médicaments dans le traitement de fond de l'asthme. Autrement dit, l'augmentation des connaissances et de l'efficacité des traitements va de pair avec celle du nombre d'allergies respiratoires.

Bien que l'asthme ne tue pas dans les mêmes proportions que, par exemple, les pneumopathies obstructives chroniques, un traitement mal adapté ou une mauvaise observation du traitement, allié à une sous-estimation de la gravité du problème, peut entraîner des décès qu'on aurait pu éviter. La plupart de ces décès surviennent d'ailleurs en dehors du milieu hospitalier. Ce phénomène est souvent le résultat d'un diagnostic et d'un traitement inadéquats, d'un manque de compréhension et de connaissance de la population à l'égard de la maladie et d'un suivi insuffisant. C'est un des problèmes de l'asthme : les traitements existent, mais on ne les contrôle pas aussi bien qu'on le voudrait. On verra pourquoi un peu plus loin.

Les résultats de la plus vaste étude concernant le contrôle de l'asthme jamais entreprise en Europe révèlent d'ailleurs que près de 95 % des asthmatiques européens ne seraient pas soignés correctement. C'est dire qu'à peine 5 % de ceux-ci seraient soignés selon les recommandations internationales en vigueur ! Ces chiffres inquiétants apparaissent dans le *European Respiratory Journal*, la publication officielle de la Société européenne de pneumologie.

Par exemple, alors que l'efficacité et l'innocuité des corticoïdes ne sont plus à démontrer, à peine 26 % des asthmatiques les utilisent. L'enquête révèle aussi que 30 % de ceux-ci souffrent de problèmes de sommeil et 46 % éprouvent régulièrement pendant la journée les divers symptômes de l'asthme. Quant aux visites médicales d'urgence, 25 % des asthmatiques ont dû y avoir recours, sans parler des 7 % qui ont dû être hospitalisés en pleine nuit en raison d'une crise d'asthme… au moins une fois par semaine. Au Canada, un peu plus de la moitié des asthmatiques contrôlent mal leur maladie.

Quelles sont les raisons de cette situation ? Les experts pointent du doigt les malades en estimant, dans bien des cas, que les traitements sont mal appliqués par les patients et pas suffisamment tôt, d'où leur inefficacité relative. Nous devons savoir que pour combattre l'asthme, on prodigue des traitements à long terme qui nécessitent la prise de médicaments (des anti-inflammatoires, par exemple) chaque jour pour endiguer l'inflammation sous-jacente et pour prévenir les symptômes et les crises. Il semble donc que le suivi des traitements à long terme paraît contraignant pour les malades.

Toujours selon les résultats de l'étude parus dans le *European Respiratory Journal*, les asthmatiques s'estiment suffisamment bien soignés. Ceux-ci, explique-t-on, ont tendance à sous-estimer la gravité de leur état et à surestimer la façon dont ils sont soignés. Ainsi tolèrent-ils une fréquence des symptômes bien plus importante que celle qui est recommandée.

Cependant, les asthmatiques ne sont pas toujours les seuls responsables de l'évolution constante de la maladie. En pédiatrie surtout, il semble que, dans certains cas, le diagnostic soit souvent tardif et que le traitement ne soit mis en place qu'une fois l'asthme bien installé. C'est beaucoup de temps perdu. De plus, il arrive que les médecins eux-mêmes ne mettent pas toujours en pratique les recommandations internationales. Ainsi, parmi les asthmatiques, 60 % des enfants et 45 % des adultes n'ont jamais eu de contrôle de fonction pulmonaire, un outil pourtant indispensable pour mesurer l'ampleur de l'affection.

Enfin, pour composer avec leur maladie, encore faut-il que les asthmatiques sachent comment prendre leurs médicaments correctement !

Les asthmatiques ont tout intérêt à suivre le traitement qui leur convient et à intégrer dans leur mode de vie les mesures préventives. Un asthme mal contrôlé dégénère souvent, au bout de quelques années, en un emphysème causé par un gonflement constant des alvéoles pulmonaires. Il peut aussi dégénérer rapidement en détresse respiratoire et nécessiter à l'occasion une intubation, et mener parfois à la mort.

Les médicaments

Les médicaments pour l'asthme visant au soulagement ou à la prévention des symptômes peuvent être prescrits sous forme de pilules ou de sirops, ou encore être pris sous forme d'inhalateur. Les inhalateurs sont de plus en plus populaires en raison de leur efficacité : une quantité relativement importante de médicaments peut se rendre directement aux poumons sans se retrouver dans d'autres parties du corps, ce qui pourrait causer des effets secondaires. L'inconvénient est que l'inhalateur doit être utilisé correctement et en bon état de marche pour que le médicament puisse atteindre les poumons.

Les patients souffrant d'asthme modéré à grave doivent suivre un traitement à long terme. Si les symptômes apparaissent, des médicaments d'action rapide comme les bronchodilatateurs par inhalation peuvent les soulager. En plus des médicaments qui permettent de maîtriser l'asthme, la reconnaissance des symptômes et des facteurs déclencheurs de cette inflammation constitue l'un des éléments essentiels d'un plan d'action efficace dans le traitement de cette affection. Avec un effort soutenu et des traitements adéquats, la vaste majorité des gens peuvent arriver à bien contrôler leur asthme, à condition de bien les suivre. On a d'ailleurs vérifié que les enfants arrivent à mieux vivre avec leur maladie une fois qu'ils savent comment prendre correctement leurs médicaments.

Quelles options de traitement s'offrent aux personnes asthmatiques ? Il n'y a pas de traitement unique pour soulager les symptômes de l'asthme. Jusqu'ici, on distinguait trois principaux types de traitement de cette maladie : les bronchodilatateurs, les anti-inflammatoires (cortisone et ses dérivés) et les traitements protecteurs antiallergiques.

Les bronchodilatateurs aident à soulager les crises d'asthme une fois qu'elles ont commencé : c'est le traitement de secours. Quant aux anti-inflammatoires pris régulièrement, ils ont pour effet de maintenir les bronches ouvertes en réduisant l'inflammation, contribuant ainsi à prévenir l'apparition d'une crise d'asthme. Enfin, les produits antiallergiques sont le plus souvent des traitements protecteurs.

Cela dit, les antagonistes des récepteurs des leucotriènes, une nouvelle classe de médicaments, représentent la première découverte en matière de traitement de l'asthme depuis une dizaine d'années. Complément efficace aux traitements standards actuels, ce médicament a été extrêmement bien toléré lors d'essais cliniques. Et les recherches progressent toujours.

Le choix des médicaments

La gestion efficace de l'asthme fait appel à diverses stratégies : éducation, évitement des situations et substances susceptibles de déclencher une crise, et médication appropriée. À ce sujet, on a consacré beaucoup de temps à la mise au point d'un meilleur contrôle pharmacologique de l'asthme et les plus récentes directives thérapeutiques mettent l'accent sur l'importance de la « maîtrise » de l'asthme par l'administration régulière de médicaments anti-inflammatoires.

Le choix des médicaments doit toujours faire l'objet d'une discussion avec le médecin. De toute façon, nous n'avons pas le choix. Pour avoir ces médicaments, il faut une ordonnance et seuls les médecins peuvent la livrer. Mais ce n'est pas toujours facile d'avoir une discussion avec le médecin en qui nous faisons habituellement une confiance aveugle. L'objectif n'est pas de leur lancer la pierre, mais les faits sont là. D'une part, les généralistes travaillent souvent dans des cliniques où la file d'attente est longue. Dans certains cas, on sent qu'on dérange quand on pose une question ou quand on demande s'il existe une autre possibilité concernant le traitement proposé. D'autre part, les généralistes ne sont pas toujours au fait des derniers développements concernant les traitements d'une maladie comme l'asthme.

Encore récemment, je suis allé dans une clinique d'urgence avec mon fils. Après trois heures d'attente, nous avons vu le médecin qui a prescrit du Ventolin et du Pulmient, respectivement un bronchodilatateur et un anti-inflammatoire. Quand j'ai demandé un renseignement au sujet d'un médicament regroupant à la fois un anti-inflammatoire stéroïdien et un bronchodilatateur à longue durée d'action, elle m'a dit, en ouvrant gentiment sa porte, que ce qu'elle avait prescrit ferait très bien l'affaire. Je n'avais d'autre choix que de sortir. Après trois heures d'attente dans son cabinet, je n'avais vraiment pas le goût d'insister. Peut-être n'avait-elle jamais entendu parler de ce médicament et qu'elle voulait sauver la face en évitant la question ? Quoi qu'il en soit, mon fils n'est pas plus mal avec son traitement « classique », mais n'aurait-il pas été mieux avec l'autre traitement ?

Habituellement, avec un enfant, on voit toujours le même pédiatre. Quand l'enfant n'a plus l'âge d'aller chez celui-ci, cela change. L'idéal est d'avoir un médecin de famille. C'est plus facile, dans ce cas-là, de consulter son médecin régulièrement afin de contrôler de près l'asthme du petit et connaître les nouveaux traitements disponibles. Le traitement de l'asthme nécessite l'autoévaluation, l'automédication et l'éducation. Voilà pourquoi il ne faut pas se gêner de poser au médecin les questions qui nous tracassent. La lecture d'un livre comme celui que vous tenez en ce moment entre vos mains vous aidera aussi grandement dans vos démarches. Il ne vous aidera peut-être pas à convaincre le médecin d'y répondre mais, au moins, il vous aidera à poser les bonnes questions.

Les bronchodilatateurs

Une des facettes du traitement de la crise d'asthme se fonde sur les médicaments à effet immédiat destinés à restaurer rapidement la respiration perturbée, à soulager la toux et à diminuer la sensation d'oppression. Ceux-ci sont essentiellement des bronchodilatateurs parce qu'ils soulagent les symptômes de l'asthme en dilatant rapidement les bronches dérangées par des spasmes musculaires. Les bronchodilatateurs facilitent la respiration en quelques minutes et relaxent temporairement les muscles entourant les bronches quand celles-ci se resserrent (bronchoconstriction) pendant une crise d'asthme. Pratiquement tous les asthmatiques devraient avoir sur eux un médicament pour soulager leurs symptômes.

Parmi les bronchodilatateurs, les agonistes de récepteurs bêta sont les plus utilisés. Plusieurs noms les désignent : bêta2-agonistes, bêta2-stimulants, les b2-adrénergiques, bêtamimétiques. Il s'agit de la même chose, mais on emploie plus fréquemment les appellations bêta2-agoniste et b2-adrénergiques. Pour les besoins de ce livre, nous allons nous en tenir aux bêta2-agonistes. Dans cette classe de médicaments, on retrouve également la théophylline et les anticholinergiques comme l'ipratropium bromide.

Les bêta-2 agonistes sont des cousins éloignés de l'adrénaline, mais possèdent une composition chimique un peu différente, ce qui permet de réduire les effets sur le cœur et la tension artérielle. Il s'agit des médicaments de soulagement les plus puissants et les plus rapides. Il y a deux types principaux de bêta-2 agonistes : les bêta-2 agonistes à action rapide, qui commencent à agir après environ cinq minutes, atteignent leur effet maximum en 30 minutes environ et cessent d'agir après de quatre à six heures ; les bêta-2 agonistes à longue durée d'action, qui commencent à agir de 10 à 30 minutes après l'inhalation (selon le médicament), atteignent leur effet maximum entre 30 et 60 minutes et continuent d'agir avec effet maximum pendant environ 12 heures.

Il est important de savoir que ces médicaments interviennent à la phase immédiate de l'asthme en bloquant l'effet clinique des médiateurs libérés par les mastocytes. Ils agissent directement au niveau des muscles des bronches et n'ont aucun effet sur la phase inflammatoire. En ne touchant pas à l'inflammation des bronches, ils ne s'attaquent pas à la cause du problème, comme c'est le cas des anti-inflammatoires. En somme, les bronchodilatateurs sont utilisés comme un traitement de secours dont l'objectif est de neutraliser les symptômes lors d'une crise.

L'effet des bronchodilatateurs étant de courte durée, on les utilise au besoin et rarement sur une base régulière, à moins que la maîtrise de l'asthme ne soit insuffisante. On emploie les bêta2-agonistes pour soulager les symptômes de toux, d'oppression thoracique, de respiration sifflante et d'essoufflement. On les prend également avant de faire de l'exercice ou d'être exposé à un déclencheur de l'asthme.

Contrairement aux bronchodilatateurs à longue durée d'action, les médicaments de secours, comme on les appelle, ne doivent pas nécessairement être pris en association avec des anti-inflammatoires. S'il y a une crise grave cependant, les médecins recommandent habituellement de combiner les deux traitements. Dans ce cas, on pourra arrêter de prendre les bêta-2 agonistes à action rapide quand les symptômes sont soulagés, mais on doit absolument continuer à prendre les anti-inflammatoires, sinon la crise ne mettra pas de temps à refaire surface.

Les bêta2-agonistes sont vendus en inhalateur et en sirop (parfois en comprimés). Ils sont plus efficaces et ont moins d'effets secondaires quand on les administre par inhalateur. Si votre enfant a une crise d'asthme et que vous avez à la maison du sirop bêta-2 agoniste et un inhalateur de bêta-2 agoniste, il est préférable d'utiliser l'inhalateur de bêta-2 agoniste.

Les types les plus courants de bronchodilatateurs inhalés sont les bêta2-agonistes suivants : salbutamol, albuterol, orciprénaline, fénotérol, terbutaline et, récemment, le procatérol. Il s'agit de bronchodilatateurs à courte durée d'action vendus sous les raisons commerciales suivantes : Apo-Salvent, Berotec, Bricanyl, Combivent, Foradil, Serevent, Ventolin, ProAir, Maxair, Novo Salmol, Aéromir. Leur effet maximal se manifeste au bout de 10 ou 15 minutes. Il est à noter que le Ventolin et l'Alupent sont offerts sous forme de sirop. Il se pourrait que certaines des marques mentionnées précédemment ne soient plus sur le marché.

Il y a aussi les bronchodilatateurs à longue durée d'action comme les bêta2-agonistes suivants: salmétérol et formotérol. Les marques Foradil, Serevent et Oxeze, par exemple, appartiennent à cette classe de bronchodilatateurs. Leur effet dure 12 heures et s'ils sont prescrits, ils doivent être pris régulièrement, à raison de deux fois par jour. Des études ont démontré que ces bêta2-agonistes ont une action supérieure à celle des bêta2-agonistes à courte action.

Comme il leur faut plus de temps pour agir, les bronchodilatateurs à longue durée d'action ne doivent pas être utilisés comme médicament de secours, comme c'est le cas avec les bronchodilatateurs à courte durée d'action. En cas de crise, l'asthmatique doit quand même prendre son bronchodilatateur à courte durée d'action même s'il prend des bêta2-agonistes à longue durée d'action. De plus, les bronchodilatateurs à longue durée d'action sont toujours prescrits en association avec un anti-inflammatoire.

La façon la plus efficace d'administrer un médicament bronchodilatateur est par les voies aériennes en utilisant un aérosol appelé inhalateur-doseur ou, plus communément, la « pompe de l'asthmatique ». Ils sont généralement contenus dans des inhalateurs bleus. Une ou deux bouffées de ce produit permettent habituellement d'enrayer les symptômes. Les bêta2-agonistes peuvent aussi être administrés par voie intraveineuse ou sous-cutanée.

Il y a également des médicaments bronchodilatateurs en comprimés. Leur utilisation est parfois recommandée chez les patients qui n'arrivent pas à bien utiliser les formes inhalées même avec des chambres d'inhalation. Sous cette forme cependant, il semble que le risque d'effets secondaires soit nettement plus important qu'avec les inhalateurs.

Quels sont les dangers ?

Les bronchodilatateurs ne présentent pas de danger lorsqu'ils sont utilisés de façon appropriée, mais leur utilisation fréquente, sur une base régulière, peut aggraver l'asthme. Les bêta2-agonistes en particulier ont l'avantage de la rapidité d'action en plus des perspectives intéressantes qu'offrent les inhalateurs à action prolongée. Cependant, les qualités de ce médicament peuvent jouer contre le malade. En effet, la rapidité d'action de ces remèdes incite certains patients à s'en servir abusivement. Ils se fient trop à leur « pompe bleue » et négligent de prendre leurs anti-inflammatoires. Or, ce sont ces derniers qui traitent la maladie à sa source, la « pompe bleue » apportant un soulagement plus rapide mais superficiel.

L'utilisation fréquente des bronchodilatateurs pour soulager les symptômes indique que les malades doivent modifier leur plan de traitement, y ajouter un anti-inflammatoire ou en augmenter les doses. Autrement dit, un traitement contenant un anti-inflammatoire s'impose si vous devez souvent employer un bronchodilatateur. En cas de crise aiguë, cependant, sur le chemin de l'hôpital, il n'est pas dangereux d'augmenter les doses de bêta2-agonistes.

Un petit point de repère : si l'asthmatique doit absolument utiliser sa pompe bleue contenant un bronchodilatateur à courte durée d'action plus de deux ou trois fois par jour pour soulager ses symptômes, il est conseillé de commencer un traitement aux anti-inflammatoires.

Les effets secondaires possibles des bêta2-agonistes incluent les tremblements, la nervosité, les bouffées de chaleur et une augmentation du rythme cardiaque. Je ne connais pas des centaines d'asthmatiques, mais je n'ai jamais rencontré personne ayant à composer avec des effets secondaires.

Les anticholinergiques

Les anticholinergiques constituent une autre variété de médicaments contre l'asthme. Ceux-ci relaxent les muscles qui entourent les bronches en envoyant des messages chimiques différents de ceux utilisés par les bêta2-agonistes. Ils décontractent les muscles en bloquant les signaux du système nerveux qui causent le rétrécissement des voies aériennes. Au niveau des bronches, en effet, se trouvent des muscles commandés surtout par le système parasympathique (par le nerf vague). Ce dernier agit sur les muscles par un médiateur chimique, l'acétylcholine. En mettant au point des anticholinergiques spécifiques, exclusivement actifs au niveau des bronches, on espère abaisser leur réactivité.

On le sait, les anticholinergiques causent la relaxation graduelle, assez légère, des muscles entourant les bronches. Parce qu'ils fonctionnent au moyen de messages différents de ceux des bêta2-agonistes, les médecins utilisent généralement les anticholinergiques avec un bêta2-agoniste pour obtenir une meilleure relaxation des muscles bronchiques resserrés qu'on ne pourrait le faire en donnant un bêta2-agoniste seul.

Les anticholinergiques sont habituellement considérés comme ayant une action légèrement plus prolongée que celle des bêta2-agonistes, mais il paraît difficile d'affirmer avec certitude la supériorité nette des anticholinergiques ou des bêta2-agonistes. L'effet maximal de l'anticholinergique est atteint d'une à deux heures après l'inhalation. Ce n'est donc pas le médicament de choix pour le soulagement immédiat des symptômes.

Parmi les anticholinergiques en vente actuellement, on trouve le bromure d'ipratropium, connu sous la marque

Atrovent, sous forme d'inhalateur-doseur et en nébulisateur. Le Spiriva en est un autre sur le marché depuis peu.

Les anticholinergiques peuvent être utilisés pour soulager les crises d'asthme qui ne réagissent pas suffisamment à l'administration d'un bêta-2 agoniste donné seul. Autrement dit, les anticholinergiques peuvent être utiles pour soulager les enfants qui ne peuvent pas tolérer ou utiliser un bêta-2 agoniste. De plus, on peut prendre un anticholinergique avant de faire de l'exercice, afin de prévenir l'asthme provoqué par l'effort.

Le principal avantage des anticholinergiques inhalés est l'absence ou la rareté des effets secondaires importants, même à de fortes doses. Les effets secondaires sont mineurs : mauvais goût, sécheresse de la bouche ou de la gorge. Le médicament ne devrait pas être dirigé vers les yeux. La dose d'ipratropium habituellement recommandée est de deux bouffées quatre fois par jour. Elle peut être doublée ou triplée sans risque important d'effets secondaires. D'après les données actuelles, on peut conclure que l'association de l'ipratropium bromide et des bêta2-agonistes à doses usuelles donne un effet additif alors que l'association à fortes doses n'améliore pas l'action.

L'association des bêta2-agonistes et des anticholinergiques à doses usuelles a de fortes chances d'augmenter leur efficacité et non les effets secondaires. L'association dans le même flacon de salbutamol et d'ipratropium (en plus petite quantité) est très intéressante et semble promise à un meilleur succès que celle qui associait le fénotérol et l'ipratropium.

La théophylline

La théophylline, un bronchodilatateur par voie orale, agit directement sur la musculature des voies aériennes pour la décontracter. Parmi les médicaments de ce type, on trouve la Somophylline-12, la Theo-Dur, l'Uniphyl, la TheoLair, le Choledyl et la Phyllocontin. On l'utilise le soir si l'essoufflement perturbe le sommeil, ou sur une base constante si l'asthme est sévère. On dispose de préparations de théophylline maintenant offertes en formules à action prolongée et à absorption lente, administrées toutes les 12 heures et même toutes les 24 heures.

En plus de son action bronchodilatatrice, il est bien connu que la théophylline a d'autres actions qui contribuent à son efficacité: stimulation du système nerveux central, amélioration de la fonction des muscles respiratoires et de la fonction cardiaque, réduction des résistances vasculaires pulmonaires, vasodilatation systémique et pulmonaire, amélioration de la perfusion du muscle cardiaque ischémique, effet anti-inflammatoire. La théophylline possède d'autres avantages: prise du médicament par voie orale, nombre réduit de prises quotidiennes et faible coût.

Des études récentes suggèrent par ailleurs que la théophylline à faible dose puisse avoir un effet anti-inflammatoire, ce qui pourrait aider les stéroïdes inhalés à mieux fonctionner. La théophylline doit être présente dans le sang à un certain niveau pour être efficace. Si le niveau sanguin de la théophylline est trop bas, le médicament n'aura pas d'effet; s'il est trop élevé, des effets secondaires pourraient se produire. On aura compris que les personnes prenant de la théophylline devraient faire vérifier périodiquement leur niveau sanguin par leur médecin.

Mais il y a l'autre côté de la médaille. En effet, parmi les bronchodilatateurs, la théophylline est celui qui donne le plus d'effets secondaires à des concentrations sériques à peine supérieures à celles cliniquement efficaces. Nausées, vomissements, diarrhées, brûlures d'estomac, perte de l'appétit, céphalées, pouls rapide, irritabilité, nervosité et insomnie sont fréquents quand la concentration sérique dépasse 20 mg/l, mais peuvent survenir même à des concentrations plus basses. Ce remède pose aussi le problème des interactions avec de nombreux médicaments.

On conviendra que ce n'est pas très tentant; de toute façon, il semble qu'on emploie rarement la théophylline pour traiter l'asthme. Celle-ci n'a donc pas beaucoup d'intérêt, sauf en multithérapie chez les asthmatiques graves. En plus des effets secondaires importants, elle est beaucoup plus difficile à manipuler. Quoi qu'il en soit, si on entend son médecin parler de théophylline, il ne faut pas se gêner pour le questionner, surtout au sujet de la dose exacte à prendre.

Les anti-inflammatoires

Il en a été question précédemment, à peu près toutes les formes d'asthme sont liées à la réponse inflammatoire de la muqueuse déclenchée par des allergènes provenant de différentes sources, surtout de l'environnement. L'asthme étant donc reconnu comme une maladie inflammatoire chronique des voies aériennes, il est très important que son traitement en tienne compte sur le plan pharmacologique.

Dans ce contexte, on comprend l'importance des médicaments anti-inflammatoires comme traitement de fond sur une base quotidienne. Celui-ci s'oppose justement à ce qui constitue le désordre essentiel de l'asthme, à savoir l'inflammation des bronches causée par une exposition aux déclencheurs d'asthme.

Certains désignent les anti-inflammatoires comme des médicaments préventifs. Ils ont raison, dans la mesure où ces remèdes empêchent d'une certaine façon les cellules inflammatoires des poumons de libérer des produits chimiques produisant des réactions asthmatiques. Ceci rend le système respiratoire moins sensible aux différents facteurs déclenchant l'asthme, même quand on est exposé à ces facteurs. La plupart du temps cependant, les bronchodilatateurs seront employés comme médicaments préventifs avant une activité physique intense, par exemple. L'emploi des anti-inflammatoires est surtout de mise pour traiter une crise.

Les anti-inflammatoires tentent d'interrompre le développement de l'enflure et de la prévenir. Ils préviennent et réduisent non seulement l'inflammation, mais aussi le gonflement des voies aériennes et la production de mucus. Ils font obstacle aux symptômes tels que la toux, la respiration sifflante et l'essoufflement. Certains de ces médicaments peuvent même diminuer le nombre de cellules inflammatoires présentes dans les poumons. En général, ces médicaments (ordinairement contenus dans des inhalateurs bruns) doivent être utilisés régulièrement pour être efficaces. Il ne faut pas oublier qu'une prise en charge optimale de l'asthme repose sur l'utilisation d'anti-inflammatoires associés à des bronchodilatateurs (l'auteur ne se gênera pas pour le répéter).

Parmi les anti-inflammatoires, les corticostéroïdes pris par inhalation sont des traitements classiques et présentent le rapport efficacité/tolérance le plus élevé. Bien que l'effet des corticostéroïdes n'ait jamais été expliqué de façon satisfaisante, cela ne vaut pas la peine de s'en passer. Au contraire. En effet, on se rend compte aujourd'hui de leur action anti-inflammatoire exercée sur la fonction cellulaire (lymphocytes, macrophages et basophiles) à la phase tardive.

Les médicaments inhalés vont directement là où ils sont attendus, c'est-à-dire dans les bronches, sans se répandre dans d'autres organes, les muscles ou la peau, là où ils sont plus ou moins utiles pour combattre la crise d'asthme. De plus, comme c'est le cas avec les bronchodilatateurs, un traitement anti-inflammatoire à l'aide de corticostéroïdes pris par inhalation entraîne moins de complications (effets secondaires) que lorsqu'ils sont pris par intraveineuse, par exemple. Notons qu'il existe aussi des anti-inflammatoires non stéroïdiens. Enfin, les stéroïdes ont aussi fait leur preuve dans le traitement des dermites et, plus récemment, sous forme de vaporisateur nasal, dans le traitement des rhinites.

Cependant, les anti-inflammatoires, stéroïdiens ou non, n'agissent pas rapidement et nécessitent une prise constante et prolongée. En effet, leur action prend de trois à sept jours avant de se manifester. Autrement dit, ils ne soulagent pas immédiatement les symptômes, mais agissent à long terme. C'est pourquoi ils doivent être pris selon l'ordonnance prescrite par le médecin (habituellement au moins dix jours), même quand on se sent bien. Cette particularité n'aide pas la fidélité au traitement, semble-t-il. Pourtant, ce n'est pas pire que de prendre des antibiotiques...

Nous allons vous épargner les désignations communes de ces médicaments telles que dipropionate de béclomethasone ou acetonide de triamcinolone, pour vous parler plutôt des noms déposés des médicaments. On trouve, entre autres, les anti-inflammatoires stéroïdiens suivants: Azmacort, Hismanal, Pulmicort, Intal, Fivent, Beclovent, Vanceril,

Bérotec, Bronalide, Claritin, Alupent, Pro-Air, Seldane, Flovent, Becloforte, Pulmicort, Pulmient et Vanceril. Certains de ces médicaments peuvent être disparus des tablettes.

Les corticostéroïdes en inhalation présentent très peu d'effets secondaires à faible dose. En général, ceux-ci sont limités à la gorge : enrouement et maux de gorge, muguet ou infection par des levures. On peut éviter ces problèmes en se rinçant et en se gargarisant la bouche après avoir inhalé les anti-inflammatoires et en utilisant un tube d'espacement. Pour les anti-inflammatoires non stéroïdiens, il n'est pas nécessaire de se rincer la bouche après leur utilisation.

Les effets secondaires des corticostéroïdes peuvent être plus sévères lorsqu'ils sont administrés à fortes doses pendant une longue période ; ils peuvent notamment entraîner un retard de croissance. Des études ont en effet démontré que les enfants dont l'asthme n'était pas maîtrisé grandissaient moins vite que les autres. Répétons-le, ce danger se présente seulement quand l'anti-inflammatoire est pris à de fortes doses. Les parents inquiets devraient en parler à leur médecin.

Il existe aussi des corticostéroïdes en comprimés administrés quand l'inflammation devient sévère. Ceux-ci réduisent l'inflammation, le gonflement des voies aériennes et la production de mucus. De plus, ils augmentent l'efficacité des bronchodilatateurs. Ils agissent au bout de quelques heures, mais il faut plusieurs jours pour que leur effet soit total. En général, on les emploie pendant de courtes périodes de temps pour maîtriser l'inflammation parce que leurs effets secondaires à long terme sont nombreux (notamment une rétention d'eau, des ecchymoses, une bouffissure du visage, une augmentation de l'appétit, un gain de poids et des douleurs à l'estomac).

En association

Malgré des différences rapportées dans des études comparant l'efficacité de ces stéroïdes dans le traitement de l'asthme, il demeure évident que le maintien de l'asthme à long terme dépend du traitement de la phase inflammatoire tardive au moyen de stéroïdes par inhalation. Ceux-ci agissent sur les médiateurs en diminuant l'hyperactivité bronchique et en réduisant la fréquence des accès aigus. Contrairement aux bêta2-agonistes et à la théophylline qui ne sont administrés qu'au besoin, les stéroïdes et le cromoglycate sodique doivent être administrés régulièrement pour obtenir un résultat optimum.

Dans le traitement de l'asthme, une approche par niveaux comprenant l'introduction d'un médicament anti-inflammatoire permet d'ajuster les doses de médicaments. Si les symptômes de l'asthme s'aggravent, il faut augmenter les doses d'anti-inflammatoires pour mieux le maîtriser. Lorsque la situation est contrôlée et que le patient ne présente aucun symptôme pendant un certain temps spécifié par le médecin, on peut alors diminuer la médication.

Il ne faut pas oublier qu'une prise en charge optimale de l'asthme, que ce soit à l'hôpital ou en dehors de l'établissement, repose sur l'utilisation de médicaments anti-inflammatoires associés à des bronchodilatateurs pour soulager les symptômes occasionnels ou immédiats.

Nous nous permettons ici de revenir sur un problème que nous avons brièvement abordé sous la rubrique des bronchodilatateurs. Certains patients sont tentés d'arrêter les corticostéroïdes en inhalation et de continuer les bronchodilatateurs (surtout quand ils prennent des bêta2-agonistes à action prolongée), car ils s'aperçoivent tout de suite qu'en arrêtant les bêta2-agonistes, les crises reviennent rapidement. Certes, le patient sera mieux pendant un certain temps, mais l'inflammation se développera de nouveau. Il est donc important de respecter la posologie concernant les corticostéroïdes.

Une récente innovation permettra à certaines personnes ayant besoin de fluticasone et de salmeterol d'éviter ce petit piège. En effet, le salmterol, un bronchodilatateur à longue durée d'action (de marque Serevent), est maintenant offert en inhalateur, combiné avec le fluticasone, un anti-inflammatoire stéroïdien (de marque FloVent). Ce produit de combinaison est appelé Advair et est bien pratique. Celui-ci permettra aux patients d'utiliser le salmeterol seul (ce qui fournit un soulagement assez rapide des symptômes), mais aussi de prendre de la fluticasone, qui a un effet préventif anti-inflammatoire. Ce sera bien commode aussi pour les adolescents, qui ne sont pas les patients les plus disciplinés de la planète… Ce médicament n'est actuellement offert que sous forme d'inhalateur Diskus. Cela vaut la peine d'en parler à son médecin.

Un autre médicament du même type est offert depuis peu. Il s'agit d'un produit de marque Symbicort combinant lui aussi un bronchodilatateur à action prolongée (le formotérol) et un anti-inflammatoire (le budésonide) dans la même pompe. Rappelons que même si on utilise ces médicaments, il est recommandé d'employer un bêta2-agoniste à courte durée d'action comme médicament de secours pour un soulagement immédiat des symptômes.

Les produits antiallergiques

Les produits antiallergiques sont le plus souvent des traitements protecteurs, c'est-à-dire qu'ils permettent de protéger les bronches des asthmatiques en évitant les réactions allergiques ou d'hypersensibilité. Parmi ceux-ci, on trouve les antihistaminiques ; les plus connus au Canada sont vendus sous les noms de Claritin, Hismanal et Seldane.

D'autre part, le cromoglycate sodique, un stabiliseur des mastocytes, est un médicament qui exerce une action sur les phases immédiate et tardive de l'asthme. Cet anti-inflammatoire non stéroïdien est surtout utilisé contre les allergies saisonnières. Il constitue davantage un complément aux bronchodilatateurs utilisés en association avec les anti-inflammatoires stéroïdiens. Intal, Tilade, Zaditen et Cromolin sont des cromoglycates sodiques. Ceux-ci doivent être administrés régulièrement pour obtenir un résultat optimum.

En général, ils sont prescrits en cas d'asthme léger, dans des circonstances particulières. Par exemple, l'Intal peut protéger des effets de l'air froid et de l'exercice. Il a très peu d'effets secondaires, mais devient efficace entre quatre à six semaines d'utilisation. Le Tilade est similaire à l'Intal, sauf qu'il devient efficace entre trois à quatre semaines ; cependant, il a mauvais goût et contient moins de doses par cartouche. Enfin, le Zaditen et le Cromolin peuvent être utiles pour les asthmatiques qui ont la fièvre des foins. Le Zaditen se présente en comprimés ou en sirop et exige une utilisation régulière de 8 à 12 semaines pour être efficace. Les effets secondaires incluent la somnolence et un gain de poids.

Comment prendre ses médicaments inhalés

La plupart des médicaments contre l'asthme se prennent par voie inhalée. Nous avons vu que, de cette façon, les médicaments vont directement dans les bronches, sans se diluer inutilement dans d'autres organes, comme les muscles ou la peau. Pour bien utiliser un médicament inhalé, nous avons besoin de petits dispositifs qui aident le médicament à se rendre dans les voies aériennes. Ces instruments sont les aérosols-doseurs (petites pompes-pression), les inhalateurs à poudre sèche (disques ou tubes), les nébuliseurs (compresseurs) et les dispositifs d'espacement.

La première chose à retenir au sujet des médicaments inhalés, c'est qu'ils sont très souvent mal utilisés. Les parents d'enfants ou d'adolescents asthmatiques devraient vérifier périodiquement la technique : il y a de mauvaises habitudes qui se prennent vite.

Les aérosols-doseurs

Les aérosols-doseurs (petite pompe-pression) livrent une dose précise de médicaments dans les voies aériennes grâce à un agent propulseur. Notons que dans certains pays comme le Canada, ces gaz propulseurs viennent de changer. En effet, afin de protéger la couche d'ozone, la vente de l'ancienne formulation des inhalateurs-doseurs avec CFC est interdite au Canada depuis le 1er janvier 2003 et a été modifiée pour contenir des HFA comme agent propulseur. Ce changement ne concerne que le propulseur et n'affecte en rien, semble-t-il, la qualité du médicament. Bref, les nouveaux inhalateurs sont aussi sûrs et efficaces.

Un certain nombre d'aérosols-doseurs se trouvent sur le marché. Leur aspect varie, mais ils contiennent la même médication. Un de leurs avantages, c'est qu'ils se transportent facilement dans la poche d'un pantalon ou d'un veston, dans un sac à main ou un sac d'école.

L'aérosol-doseur est efficace quand on l'utilise adéquatement, sinon la dose précise de médicaments ne se rendra que partiellement dans les voies aériennes. Si une personne éprouve des difficultés à utiliser l'aérosol-doseur, un tube d'espacement peut être nécessaire.

Après avoir retiré le capuchon de l'embout, on agite l'aérosol-doseur. On expire normalement et on place l'embout à environ 4 cm de sa bouche ouverte. On maintient la bouche ouverte en renversant légèrement la tête et on ferme ses lèvres autour de l'embout buccal. En inspirant lentement, on enfonce la cartouche dans l'embout buccal. On continue à respirer lentement jusqu'à ce que l'inspiration soit complète. On retient ensuite l'inspiration pendant 10 secondes ou aussi longtemps que possible. Pour inhaler une deuxième dose de médicaments, on attend environ une minute et on répète l'opération.

Pour savoir si l'aérosol-doseur est vide, on le tient près de l'oreille et on le secoue plusieurs fois.

Les inhalateurs à poudre sèche

Les inhalateurs à poudre sèche se distinguent des inhalateurs-doseurs par le fait que le médicament n'est inhalé que lorsque le patient inspire. Il n'est pas nécessaire de coordonner le mouvement de la main avec l'inspiration. De plus, ces dispositifs ne contiennent pas de gaz propulseur pour aider le médicament à atteindre les poumons. Les patients doivent donc inspirer plus profondément quand ils utilisent ces dispositifs que lorsqu'ils utilisent les aérosols-doseurs. Diskaler et Turbuhaler sont les types d'inhalateurs à poudre sèche les plus courants, mais il existe aussi les Spinhaler et Rotohaler. Comme les petites pompes, les inhalateurs de poudre sèche sont pratiques et faciles à transporter sur soi.

Pour utiliser un disque de poudre sèche comme le Diskaler, il faut d'abord le charger en retirant le couvercle et la cartouche, puis en plaçant ensuite le disque de traitement sur le disque rotatif blanc, le côté numéroté vers le haut (il est difficile de faire autrement), et on glisse la cartouche dans l'appareil. On pousse et on tire doucement la cartouche chargée jusqu'à ce que le chiffre 8 apparaisse dans la fenêtre, sur le côté du boîtier. Le disque de traitement contient huit espaces pour autant de doses. Après la première dose, c'est le chiffre 7 qu'on verra dans la petite fenêtre. Ainsi, on sait tout le temps combien il reste de doses dans le disque.

On lève ensuite le couvercle au maximum pour perforer la coque et on le rabat. On place ensuite les lèvres autour de l'embout en faisant attention de ne pas recouvrir les orifices sur les côtés de l'embout. On penche légèrement la tête vers l'arrière et on inspire profondément. Ensuite, on retient son souffle pendant au moins 10 secondes. Quelquefois, deux ou trois inspirations sont nécessaires pour s'assurer que le médicament est pris au complet. On fait ensuite avancer la cartouche au numéro suivant, qui est normalement le 7, et on est prêt pour la dose suivante.

L'utilisation adéquate du tube qu'on dévisse, comme le Turbuhaler, n'est pas plus compliquée. D'abord, on dévisse et on enlève le capuchon. On tient le tube à la verticale et on tourne la molette de couleur à fond vers la droite dans un sens puis dans l'autre jusqu'au déclic. Le dispositif est ainsi chargé. On place les lèvres autour de l'embout et on penche légèrement la tête en arrière. On inspire profondément par la bouche et on retient son souffle pendant au moins 10 secondes. Le tube est vide et doit être jeté si une marque rouge est présente dans la fenêtre-repère sous l'embout buccal.

Il n'y a pas vraiment de raison qui favorise l'utilisation d'un dispositif ou de l'autre, sauf pour les asthmatiques qui ont un inhalateur-doseur et qui auraient de la difficulté à coordonner leurs mouvements en inspirant en même temps qu'en enfonçant l'embout buccal avec le doigt.

Les dispositifs d'espacement

Les compagnies pharmaceutiques fabriquent différentes sortes de dispositifs d'espacement appelés aussi chambres d'inhalation. Leur efficacité est comparable ; c'est souvent leur prix qui varie. Autrement dit, un prix plus élevé n'est pas garant d'une meilleure qualité. Un dispositif d'espacement est un tube fermé, muni d'une valve unidirectionnelle, qui retient le médicament vaporisé pendant quelques secondes avant que celui-ci soit inhalé. Ceci permet au patient d'inhaler plus d'une fois pour prendre chaque bouffée fournie par l'aérosol-doseur.

Les dispositifs d'espacement sont indiqués lorsque les individus éprouvent des difficultés à vaporiser et à inspirer simultanément lorsqu'ils utilisent de fortes doses d'anti-inflammatoires ou de bronchodilatateurs. Quand un aérosol-doseur est utilisé avec un dispositif d'espacement, les plus grosses particules tombent dans la chambre d'espacement. Ainsi, une moins grande quantité de médicament se perd dans la bouche ou dans la gorge et, par conséquent, moins de médicament est absorbé par voie systémique.

Le patient ne doit pas oublier d'attendre une minute entre les deux bouffées fournies par l'inhalateur, même s'il utilise un tube d'espacement. Ainsi, il recevra bien la quantité de médicament prescrite.

L'utilisation d'une chambre d'espacement prévient aussi les effets secondaires, comme le mal de gorge ou l'enrouement, qui peuvent se produire lors de l'emploi de stéroïdes. Toutefois, qu'un dispositif d'espacement soit utilisé ou non, les personnes qui prennent des stéroïdes en inhalation devraient se gargariser après chaque traitement. Pour les enfants, certains de ces dispositifs peuvent être utilisés avec des masques.

Les nébuliseurs

Un nébuliseur ou compresseur s'utilise surtout pour les petits enfants. Aucune coordination de la main et de la respiration n'est nécessaire. Pendant le traitement, le patient doit simplement rester tranquillement assis de 20 à 30 minutes pendant que le médicament est nébulisé, ce qui veut dire qu'il se transforme de son état liquide en aérosol.

Quand mon fils a commencé à avoir ses crises d'asthme, bien avant qu'il fréquente l'école, je devais aller fréquemment à l'urgence de l'hôpital pour un traitement en inhalothérapie (traitement d'affection des voies respiratoires). Quand nous avons déniché un vieux compresseur portable, la vie a été beaucoup plus facile. Il fallait préparer le traitement, puis s'assurer que l'enfant reste tranquille. Peut-être parce qu'on jugeait que mon enfant ne serait pas capable de prendre correctement ses médicaments autrement, aucun des médecins ne m'avait parlé des inhalateurs-doseurs ou des disques de poudre sèche.

En général, le nébuliseur n'est pas portable à moins de disposer d'un dispositif à trois voies. Une machine à trois voies peut se brancher dans une prise électrique et est munie d'un adaptateur qui peut être utilisé sur l'allume-cigarette des voitures. Le nébuliseur peut également fonctionner avec des piles. Cet appareil coûte très cher et doit être vérifié régulièrement. Les associations de protection de consommateurs ne nous en voudront pas d'empiéter sur leur terrain, mais disons que les aérosols-doseurs utilisés convenablement sont aussi efficaces que les nébuliseurs.

Du nouveau

Nous venons de faire la revue de ce qu'il est convenu d'appeler les traitements classiques. Nous avons vu que, pour traiter la crise d'asthme, les patients disposent actuellement de bronchodilatateurs puissants, associés éventuellement aux anti-inflammatoires, notamment des corticostéroïdes. L'avènement de bronchodilatateurs inhalables et à effet prolongé permet notamment d'améliorer l'évolution de l'asthme.

Quant au traitement de fond, il va de soi qu'il repose non seulement sur la suppression des facteurs déclencheurs, mais aussi sur des traitements aux anti-inflammatoires et aux corticostéroïdes inhalés. Trop souvent, ces derniers ne sont pas utilisés ou le sont trop tardivement en raison de craintes injustifiées à propos des effets secondaires. Or, les corticostéroïdes inhalés jouent sans doute un rôle majeur dans la protection des lésions tissulaires (fibres musculaires lisses et collagène) qui détermine à plus ou moins long terme le caractère irréversible de certains troubles respiratoires.

De nouveaux médicaments font tranquillement leur apparition sur le marché. Leur efficacité n'est pas encore très connue, mais ils suscitent beaucoup d'espoir. Sans compter les recherches qui avancent toujours.

Les inhibiteurs de la synthèse des leucotriènes et les antagonistes des récepteurs des leucotriènes représentent de nouvelles classes de médicaments contre l'asthme. Il s'agit en fait d'une des plus récentes découvertes en matière de traitement de l'asthme depuis plus d'une décennie. Ces nouveaux médicaments, qui agissent sur les leucotriènes, représentent un complément efficace aux thérapies couramment administrées, c'est-à-dire les bronchodilatateurs et les anti-inflammatoires. Singulair est une de ces marques. Offert en comprimés, ce médicament ne comporte à peu près pas d'effets secondaires, si ce n'est, quelquefois, de légers maux de tête et étourdissements au début du traitement.

On fonde beaucoup d'espoir sur les antagonistes des récepteurs des leucotriènes et les inhibiteurs de la synthèse des leucotriènes qui devraient rehausser considérablement la qualité de vie des asthmatiques grâce à la maîtrise de l'inflammation sous-jacente.

Quand les cellules inflammatoires des voies aériennes sont activées par un allergène, elles produisent de puissants composés chimiques appelés leucotriènes. Ceux-ci sont en effet connus pour participer activement au processus pathologique de l'asthme en favorisant l'inflammation et la bronchoconstriction, d'où l'intérêt de substances qui s'opposent à leur action. Ces médicaments agissent de deux façons, soit en bloquant la formation des leucotriènes (inhibiteurs de la synthèse des leucotriènes), soit en se liant aux récepteurs des leucotriènes dans les voies aériennes (antagonistes des récepteurs des leucotriènes). Ces derniers ressemblent aux leucotriènes et entrent en compétition avec eux sur les récepteurs cellulaires.

Les médicaments qui s'attaquent particulièrement aux leucotriènes donnent lieu à des réactions qui soulagent les asthmatiques dans plusieurs domaines. Ils préviennent la formation d'œdème (gonflement des parois des voies aériennes), ils permettent d'éviter une production excessive de mucus dans les bronches et, enfin, de prévenir une contraction des muscles qui entourent les bronches, ce qui contribue à faciliter la respiration des asthmatiques.

Les antileucotriènes conviennent pour des asthmes légers et modérés. Étant offerts en comprimés, ils représentent notamment une excellente méthode pour les enfants ayant de la difficulté à prendre leurs médicaments inhalés. Les antileucotriènes peuvent aussi représenter une solution de rechange valable pour l'asthme avec intolérance à l'aspirine. Les personnes présentant une intolérance à l'aspirine ont un asthme brutal sévère, car elles fabriquent des leucotriènes qui bloquent la voie des prostaglandines. Agir par des antileucotriènes paraît donc intéressant.

Les antileucotriènes ne bouleverseront pas le traitement actuel de l'asthme, mais ils semblent très attirants. D'autre part, tous les malades ne répondent pas aux antileucotriènes : il ne s'agit donc pas d'un traitement universel de l'asthme. Néanmoins, certains travaux ont démontré que l'association des antileucotriènes aux autres traitements peut faire baisser la quantité de corticoïdes inhalés.

À venir

À plus long terme, dans la même démarche de pharmacologie classique, les chercheurs espèrent agir sur les autres médiateurs chimiques impliqués dans l'allergie (histamine, prostaglandines, interleukine, chémokines, etc.) en bloquant leurs récepteurs de la même façon dont on l'a réussi avec les leucotriènes.

D'autre part, les recherches se poursuivent un peu partout et, dans certains cas, on essaie des stratégies radicalement nouvelles pour soigner l'asthme. Par exemple, une équipe de chercheurs aurait réussi à inhiber la réponse bronchique chez des lapins allergiques exposés aux acariens en agissant sur l'adénosine. On pensait que cette substance avait des effets bronchoconstricteurs, et les travaux de cette équipe de recherche l'ont confirmé. Ceci ouvre la voie à des travaux visant à bloquer ce récepteur.

D'autres chercheurs ont procédé à l'envers, si on peut s'exprimer ainsi. Ils ont plutôt inoculé aux lapins des substances « antisens » dirigées contre l'ARN messager d'un récepteur à l'adénosine. Un « antisens » est un brin qui va s'associer par complémentarité à l'ARN messager et empêcher sa traduction en protéines. S'il n'y a pas de protéine, il n'y a pas de récepteur à l'adénosine, donc impossibilité pour cette substance d'agir. Bien qu'elle soit compliquée, cette stratégie semble efficace… chez le lapin. C'est à suivre.

Une autre voie toute nouvelle, et déjà très avancée, est l'utilisation d'anticorps humanisés ou d'anticorps chimères. Il s'agit d'une reconstruction par génie biologique qui consiste à « greffer » la fonction anticorps d'une immunoglobuline obtenue par clonage chez une souris à la partie invariante d'une immuglobuline humaine. Cette nouvelle immunoglobuline est ensuite produite par génie biologique : elle garde la partie anticorps de la souris, peu immunisante pour l'homme, et la partie « humaine », par principe non sensibilisante. De tels anticorps à visée thérapeutique sont présentement élaborés avec des résultats extrêmement intéressants dans les allergies aux divers pollens et, plus récemment, dans l'asthme allergique.

En traitant les causes de l'asthme, on a découvert, il y a peu de temps, que l'asthme est très souvent d'origine allergique. Cette récente découverte oriente aujourd'hui les recherches vers de nouveaux traitements. Ces études en cours pourraient déboucher sur un vaccin qui réduit la prédisposition à l'apparition d'une réponse immunitaire allergique d'hyperactivité bronchique. Ce vaccin serait d'un grand secours pour les personnes qui en sont atteintes et qui sont résistantes aux traitements classiques.

CHAPITRE VII

Les autres formes de traitements

L'hyposensibilisation et la désensibilisation

Une autre forme de traitement de l'asthme consiste à tenter de diminuer la sensibilité du patient aux allergènes par une série d'injections d'extraits de pollens ou d'acariens pendant plusieurs années. C'est ce qu'on appelle l'hyposensibilisation ou l'immunothérapie. Cette forme de traitement reste controversée, car elle a donné souvent des résultats décevants.

La désensibilisation est aussi une autre forme de traitement. À partir du moment où l'on démontre l'origine allergique d'un asthme ou d'une rhinite, les médecins proposent d'abord et avant tout des mesures d'éviction de l'allergène, puis une désensibilisation propre à celui-ci pendant une période moyenne de quatre ans. Cependant, l'asthme doit être préalablement équilibré par des médicaments, sinon la désensibilisation risque d'être inefficace ou de provoquer des crises sévères.

La désensibilisation fait régulièrement l'objet de polémiques dans certains pays pour des raisons d'effets secondaires et de pharmacovigilance, mais nullement pour l'absence d'efficacité. Elle est exceptionnellement pratiquée en Angleterre, mais elle est admise aux États-Unis. Il semble que dans les pays latins, les médecins aient plus volontiers recours à cette technique, à condition que les indications soient clairement posées.

Les antihistaminiques

Les antihistaminiques, quoique efficaces dans le traitement des rhinites et des manifestations cutanées, ne le sont pas tellement dans le traitement de l'asthme, même à la phase immédiate. Selon certains essais cliniques récents, les antihistaminiques de deuxième génération (terfénadine, astémizole ou loratadine) sont plus prometteurs, car ils semblent avoir un effet bronchodilatateur. Ils feront l'objet d'études additionnelles.

Les vitamines

Des recherches ont démontré qu'en absorbant des suppléments vitaminiques, certains asthmatiques faisaient moins de crises. Il semble en effet que les asthmatiques ont des quantités de vitamines C et E inférieures à la normale dans le fluide qui entoure leurs poumons tout comme dans leur sang.

Partant de cette donnée, deux études récentes ont évalué l'efficacité de la prise orale de vitamines C et E pour réduire les symptômes de l'asthme, particulièrement chez des personnes exposées à une forte pollution atmosphérique. On a divisé 158 enfants asthmatiques résidant à Mexico en deux groupes : l'un prenait des vitamines et l'autre, un placebo pendant 18 mois. Résultat : on a remarqué certaines améliorations de la fonction pulmonaire chez les enfants qui prenaient des suppléments vitaminiques.

De plus, la prise de suppléments de vitamine C, un antioxydant qu'on retrouve abondamment dans le fluide qui recouvre les poumons, pourrait réduire l'asthme d'effort. Lors de deux études, les participants ont reçu soit de la vitamine C, soit un placebo avant de se soumettre à l'exercice. Dans les deux cas, l'effet bénéfique de la vitamine C s'est fait sentir en réduisant significativement les spasmes des bronches durant l'exercice.

Le traitement non pharmacologique

La thérapie traditionnelle peut améliorer la maîtrise de l'asthme en plus de prévenir et de soulager les crises potentiellement dangereuses chez presque tous les asthmatiques. Certaines familles envisagent malgré tout des traitements de médecine douce.

Personnellement, j'ai déjà eu recours à l'homéopathie pour mon enfant asthmatique ; cela n'a pas fonctionné. Si cette autre possibilité n'a pas fonctionné pour mon fils, cela ne veut pas dire que ça ne fonctionnera pour personne. Je connais d'ailleurs des gens qui ont été soulagés d'autres maladies en optant pour les médecines douces. Quand j'avais parlé des traitements homéopathiques au pédiatre de mon enfant, il n'avait émis aucun commentaire négatif : « C'est normal que tu veuilles explorer quelque chose d'autre pour guérir ton enfant. Essaie ce que tu veux. Ce n'est pas moi qui dénigrerai les autres thérapies, mais je te demande une chose : tiens-moi au courant. »

Pour rester terre à terre, il faut reconnaître que, dans la plupart des cas, on ne dispose pas pour le moment de suffisamment de données de recherche pour confirmer ou infirmer le rôle de ces thérapeutiques dans le traitement de l'asthme. En général, ces traitements n'ont pas été attentivement évalués sur le plan de l'efficacité contre l'asthme et leurs effets secondaires possibles sont souvent inconnus. Bref, quand on utilise ces moyens thérapeutiques, ils devraient être ajoutés aux traitements classiques et non s'y substituer, pour éviter la possibilité d'une grave crise d'asthme.

On se demandera alors avec raison pourquoi se laisser tenter par d'autres thérapies si on ne peut pas abandonner les traitements classiques. Ne serait-ce pas là un gaspillage d'argent ? Ça dépend. Il semble que, dans certains cas, la médecine douce aide les traitements traditionnels. Par exemple, on dit que la médecine chinoise améliore les effets thérapeutiques de la cortisone à un point tel qu'il y a possibilité de diminuer le dosage. Elle permettrait aussi d'éliminer les effets secondaires de la cortisone et de favoriser le sevrage de ce médicament dont la complication principale est, justement, la cortico-dépendance. Voilà, sous toute réserve, son utilité.

L'objectif de ce livre n'est pas d'alimenter le débat sur la médecine occidentale contre la médecine douce ; de nombreux ouvrages traitent des vertus de l'une et de l'autre. Personnellement, je suis ouvert par rapport à la médecine douce, mais dans le cas de l'asthme, il n'y a pas beaucoup d'autres thérapies que les traitements classiques qui ont fait leurs preuves, du moins à ma connaissance et à la lumière de mes recherches. D'autre part, tous s'entendent pour dire que l'asthme est une maladie récalcitrante pour toute médecine, dont la médecine occidentale. Alors, ce n'est pas parce que l'homéopathie, entre autres, ne réussit pas à vaincre l'asthme qu'elle ne réussira pas à vaincre d'autres affections.

Quoi qu'il en soit, certains ont recours au traitement non pharmacologique, comme la chiropraxie, l'ostéopathie, l'hypnothérapie, le training autogène, le yoga, la phytothérapie, l'homéopathie, la naturothérapie, l'oligothérapie et la médecine traditionnelle chinoise qui inclut, entre autres, l'acupuncture.

On sait que certains remèdes par les plantes utilisés pour traiter l'asthme contiennent des substances étroitement reliées aux médicaments classiques. Le thé contient de la caféine, qui est reliée de près à la théophylline, un bronchodilatateur léger.

L'éphédra, connu aussi sous son nom chinois *Ma huang*, est relié aux bronchodilatateurs contenant un bêta2-agoniste. On l'approuve pour traiter les bronchospasmes légers chez l'adulte et chez les enfants de plus de six ans. De plus, l'éphédrine qu'il contient a des propriétés anti-inflammatoires et antiallergiques. Cependant, l'usage de cette plante comporte plusieurs contre-indications et comme les doses ne sont pas standardisées ou peuvent varier, leur utilisation ne procure pas d'avantages nets par rapport aux médicaments classiques.

Les feuilles de lierre grimpant seraient utiles pour traiter les inflammations des voies respiratoires ; en effet, le lierre faciliterait l'expulsion du mucus et diminuerait les spasmes bronchiques. La résine de boswellia, un grand arbre qui pousse en Inde, inhiberait la synthèse métabolique de certaines substances pro-inflammatoires, notamment les leucotriènes qui interviennent spécifiquement dans la bronchoconstriction ; ses effets thérapeutiques peuvent prendre du temps avant de se faire sentir. Les fleurs de la lobélie faciliteraient la respiration en favorisant l'expulsion du mucus et en diminuant les spasmes des bronches ; à noter qu'à fortes doses, la plante est vomitive et toxique.

La médecine traditionnelle chinoise

D'autres se tournent vers la médecine traditionnelle chinoise, particulièrement vers l'acupuncture, le *qi gong* et le *tai ji quan* qui pourraient aider à contrôler et à guérir l'asthme en agissant sur les systèmes énergétiques qui sont en cause dans la maladie.

En médecine traditionnelle chinoise, les systèmes énergétiques reliés à l'asthme se situent au niveau des reins, des poumons et de la rate. On insistera particulièrement sur l'un ou l'autre de ces systèmes en prenant en considération plusieurs facteurs comme les symptômes, l'âge du patient, ses antécédents médicaux, etc. Selon le cas, on aura recours aux herbes et à l'acupuncture, les thérapies de base. Celles-ci seront renforcées par le massage, la diététique et les exercices physiques.

La médecine occidentale et la médecine traditionnelle chinoise sont complémentaires, à condition de respecter quelques règles. Par exemple, il faut combiner le moins possible herbes et médicaments au même moment. Les médicaments peuvent contrôler les états extrêmes ; les herbes et l'acupuncture sont aptes à calmer les crises d'intensité moyenne et à prévenir de nouvelles attaques.

Certains organismes importants, aux États-Unis notamment, reconnaissent la valeur de la médecine traditionnelle chinoise dans le traitement de l'asthme. Malgré tout, il existe encore peu d'études scientifiques contrôlées qui ont documenté pleinement l'efficacité de la médecine traditionnelle chinoise sur cette affection, ce qui ne veut pas dire qu'elle ne l'est pas. En ce qui concerne l'acupuncture, les études menées jusqu'à maintenant suggèrent que son effet est moins bénéfique pour les cas d'asthme induits par l'exercice que pour ceux induits par des médicaments ou des allergies.

Encore d'autres traitements

Il a par ailleurs été démontré, dans le cadre d'un projet de recherche médicale, que la massothérapie peut réduire l'anxiété chez les enfants de 4 à 14 ans et améliorer leur fonctionnement pulmonaire, plus particulièrement chez les enfants de 4 à 8 ans. Par contre, une étude de la manipulation par un chiropraticien n'a pas indiqué d'avantages en combinaison avec une thérapie médicale classique chez les enfants asthmatiques.

Il arrive que le stress émotionnel ou l'anxiété contribuent au déclenchement de crises d'asthme. En ce sens, la pratique d'exercices de relaxation peut aider à réduire la fréquence de celles-ci ; le yoga s'est d'ailleurs révélé efficace pour plusieurs personnes.

Les exercices de respiration ne sont pas utiles pour réduire l'obstruction des voies respiratoires, car il est impossible pour nous d'agir sur les muscles des voies aériennes qui se contractent et se relâchent. Cependant, l'assimilation de différentes techniques de respiration peut être utile aux asthmatiques qui peuvent ainsi apprendre à maîtriser les muscles respiratoires de la cage thoracique et, ainsi, à mieux respirer pendant une crise.

Les tests d'allergies

En médecine douce, certaines thérapies reposent sur des tests d'allergies non courants. Alors, si un asthmatique subit des tests d'allergies dispensés par un allergologue qualifié, il serait bon de demander s'il s'agit d'un test classique d'allergie ou d'un test non classique.

Les tests d'allergies classiques, qu'on appelle souvent tests cutanés, consistent à appliquer sur la peau des extraits de substances soupçonnées de causer des allergies. On effectue ensuite une piqûre à l'endroit où on a appliqué l'allergène. S'il y a une réaction, on confirmera souvent le diagnostic par un test d'intradermoréaction. Cette fois, on injectera les substances qui causent souvent des allergies au moyen d'une piqûre dans la peau, ce qui fait naître une petite bulle. Si, quelques minutes plus tard, on observe une enflure et une rougeur, on considère les tests comme positifs.

Il a été démontré que les résultats de ces tests sont étroitement associés aux anticorps contre les substances causant souvent l'allergie. Par contre, les tests d'allergies non classiques utilisant une méthode électrique, magnétique ou autre, ne sont pas reliés aux anticorps, ce qui n'a pas beaucoup de signification… selon la médecine moderne.

CHAPITRE VIII

Les mesures de prévention

L'efficacité des mesures de prévention de l'asthme est un domaine qui n'a pas été beaucoup exploré. Le défi consiste à déterminer ce qui peut être fait afin de prévenir et de combattre cette maladie de façon plus efficace. Malheureusement, il y a une pénurie de recherches sur le sujet et il n'existe aucun test pour savoir si nous serons aux prises avec la maladie un jour.

Plusieurs spécialistes et organismes, dont l'Organisation mondiale de la santé, soutiennent toutefois que pour prévenir l'asthme, il faudrait s'attaquer à la source du problème : la sensibilité aux facteurs déclencheurs. Celle-ci se développerait très tôt, même avant la naissance. Cependant, plus de recherches portant sur la femme enceinte et le nouveau-né (leur santé, leur nutrition et leur environnement) seront nécessaires pour établir des mesures préventives plus approfondies que celles que nous connaissons aujourd'hui.

Malgré tout, nous ne sommes pas tout à fait face au néant concernant les mesures de prévention de l'asthme. Nous possédons quand même des bribes de connaissances au sujet de cette machine aussi magnifique que complexe qu'est le corps humain. Par exemple, nous savons que sur le plan immunologique, le fœtus peut être considéré comme un « corps étranger » dans le corps de la femme, ce qui rend ses cellules vulnérables face aux attaques des anticorps. Alors, durant sa grossesse, la mère développe elle-même une majorité d'anticorps, les TH2, spécifiquement voués à la protection des cellules du fœtus contre d'autres anticorps, les TH1. Ce qui est une très bonne chose car si la mère avait une majorité de TH1, comme c'est le cas quand elle n'est pas enceinte, ces cellules pourraient exercer leur fonction habituelle, c'est-à-dire défendre l'organisme contre les cellules étrangères… dont celles du fœtus.

Donc, dans le sang du cordon ombilical, l'enfant a déjà une majorité de TH2 par rapport aux TH1 ; cette prédominance s'atténuera et disparaîtra au cours des deux ou trois premières années, pour conduire à l'équilibre « normal » avec un plus grand nombre de TH1. Le problème, c'est que les TH1, rappelons-le, défendent l'organisme contre les cellules étrangères. On comprend ainsi que les deux ou trois premières années de l'enfant soient une période critique car son organisme se sensibilise plus facilement aux allergènes à cause de la faible présence des TH1.

Les anticorps étant très actifs durant la grossesse, cela nous amène à comprendre pourquoi certains experts, dont l'OMS, recommandent aux parents de ne pas donner à leurs enfants, avant l'âge de six mois, des aliments solides et potentiellement allergènes et de poursuivre l'allaitement accompagné de nourriture jusqu'à deux ans. En fin de compte, plus on retarde l'exposition aux allergènes au-delà de la période de maturation du système respiratoire, soit le temps que l'enfant refasse le plein de TH1 (vers deux ou trois ans), moins on risque d'avoir des cas précoces d'allergie.

De plus, en protégeant les nourrissons et les enfants contre l'exposition aux facteurs déclencheurs de l'asthme comme les acariens de la poussière, les phanères d'animaux, les moisissures de la maison, la fumée de cigarette, etc., on peut réduire le risque de la maladie. Différents travaux ont en effet démontré que plus un enfant est soumis tôt et de manière plus intense aux allergènes, plus l'allergie sera sévère et, en conséquence, plus les effets sur l'appareil respiratoire seront importants. Ces mesures de prévention sont d'autant plus importantes s'il y a des antécédents familiaux d'allergies ou d'asthme et pour les personnes qui étaient de petit poids à la naissance.

Mais attention ! Plusieurs scientifiques, sans doute pas les mêmes qui appuient la théorie mentionnée précédemment, font entendre un autre son de cloche. Ceux-ci croient en effet que des enfants victimes d'infections en bas âge sont moins susceptibles de développer ultérieurement des réactions allergiques comme l'asthme et le rhume des foins. Pourquoi ? Parce que leur système immunitaire a été habitué très tôt à lutter contre des envahisseurs, autrement dit, leur système immunitaire a été bien « entraîné », contrairement à celui des enfants de nos sociétés modernes vivant dans des résidences de plus en plus aseptisées, d'où des risques accrus d'allergies et d'asthme. De là à prétendre que l'amélioration des mesures d'hygiène pourrait être à l'origine d'un plus grand nombre de crises d'asthme, il n'y a qu'un pas à franchir... D'autant plus qu'on soupçonne fortement certaines infections virales ou bactériennes de jouer un rôle protecteur contre la sensibilisation.

Cette théorie est quand même controversée, mais si elle devait s'avérer, qui nous dirait sur quel pied danser ? D'un côté, on s'entend pour affirmer qu'il faut améliorer les mesures d'hygiène pour réduire l'impact des maladies infectieuses; de l'autre, on laisse entendre que le système immunitaire des enfants doit «être entraîné ». La question, quoique farfelue, se pose quand même : faut-il limiter ces mesures d'hygiène ?

Déjà asthmatique ?

Les mesures de prévention concernent aussi les personnes déjà atteintes d'asthme. S'il est difficile d'établir des mesures de prévention pour la maladie, il en va autrement de celles concernant les crises d'asthme. En général, les médecins s'entendent pour dire que l'éducation de l'asthmatique joue un rôle majeur dans le traitement de la maladie. Mieux le malade – peu importe son âge – sera informé au sujet de sa maladie, mieux il pourra mettre en pratique les mesures de prévention des crises d'asthme qui demeurent le meilleur moyen pour diminuer les symptômes et pour contrôler la maladie.

En effet, il ne faut jamais oublier que les médicaments ne représentent pas le seul moyen de lutter contre l'asthme. Quand on parle d'éducation de l'asthmatique, on pense que chaque personne devrait apprendre à éviter ce qui déclenche ses crises, comme les stimulants qui irritent et enflamment les voies respiratoires et qui aggravent l'asthme.

Pour ce faire, l'élaboration d'un plan d'action est indispensable. Avec le médecin, on identifie (quand c'est possible) ce qui cause des allergies, puis on établit les comportements à modifier et les étapes à suivre dès qu'une crise d'asthme est déclenchée. L'intensité des crises peut être réduite si on agit rapidement et de manière préventive. Être attentif aux signes précurseurs de l'asthme, comme une légère toux, un souffle plus court et une sibilance, représente un bon début.

Pour un patient prédisposé, la meilleure façon de ne pas avoir de problème consiste à éviter les contacts avec les différents allergènes. Pour ce faire, il suffit de procéder à des actions précises en commençant par un petit ménage de son environnement. La pollution atmosphérique et le pollen, par exemple, sont des facteurs déclencheurs qu'on ne peut contrôler à moins de s'enfermer dans une bulle aseptisée. D'autres facteurs déclencheurs, comme la fumée des produits du tabac, la poussière, les moisissures de la maison, etc., peuvent cependant être bannis de son environnement immédiat avec un peu d'effort. La prévention quant à l'environnement est ce qu'il y a de plus efficace, donc le plus important.

Des résultats spectaculaires ont d'ailleurs été obtenus dans les domaines de l'aménagement de l'environnement, avec des essais d'évitement et d'éviction des allergènes. Des chercheurs estiment qu'en modifiant adéquatement son environnement, la moitié des crises d'asthme de l'enfant pourraient être ainsi évitées. Rien de moins.

Dans un autre ordre d'idées, une des mesures préventives à adopter est l'exercice physique. Cela peut paraître contradictoire dans la mesure où l'effort physique est un des facteurs déclencheurs pour certains, mais avec des exercices bien choisis, il est possible d'augmenter la force des muscles respiratoires et, ainsi, d'améliorer la capacité respiratoire. Enfin, en sachant que les allergies alimentaires sont plus fréquentes chez les enfants, l'élimination des allergènes dans la diète est efficace pour prévenir les crises d'asthme chez ces derniers.

Les rhinites allergiques

Dans une perspective de prévention efficace de l'asthme bronchial, l'Organisation mondiale de la santé préconise la prévention et la prise en charge des rhinites allergiques qui sévissent généralement lors de la période des pollens. La rhinite allergique, qu'on appelle souvent le rhume des foins, est définie comme une inflammation des muqueuses nasales provoquée par une allergie. La rhinite est assez pénible puisqu'elle perturbe la ventilation, le sommeil, l'odorat et le goût. Selon la durée de l'exposition à l'allergène, la rhinite allergique peut être classée comme chronique, saisonnière ou professionnelle.

Il est maintenant reconnu que la rhinite allergique, jusqu'ici sous-estimée, est un facteur de risque important pour l'asthme. D'ailleurs, plus de la moitié des asthmatiques ont une rhinite allergique associée. Un moyen efficace de prévenir l'asthme consiste donc à maîtriser et à traiter la rhinite allergique dès le début.

C'est difficile de savoir si le corps médical, les responsables de la santé publique et le public connaissent l'importance que représente la rhinite allergique pour l'asthme bronchial. Ce que l'on sait, par contre, c'est qu'une meilleure éducation du public et un dialogue plus ouvert avec les médecins permettraient de prévenir chaque année plus de 80 % des décès d'enfants imputables à l'asthme.

Voici en résumé différentes recommandations conduisant à la prévention de l'asthme :

- Ne pas fumer pendant la grossesse ou en présence d'enfants ;
- Allaiter et retarder l'introduction d'aliments solides ;

- Maintenir le domicile propre et aéré pour réduire l'exposition des enfants aux acariens de poussière, aux coquerelles et à la moisissure;
- Réduire l'exposition aux agents déclencheurs des enfants qui sont génétiquement prédisposés à faire de l'asthme;
- Réduire les substances contaminées.

CHAPITRE IX

Des conseils et des petits trucs

Une prise en charge efficace de l'asthme par les patients, leur famille et le personnel soignant contribue de façon très importante à réduire la souffrance, les hospitalisations et les décès dus à l'asthme. Il y a plusieurs conditions à respecter pour réduire les risques de crises d'asthme dans la vie de tous les jours. Tant pour les adultes asthmatiques que pour les parents d'enfants asthmatiques, une des premières clés de la prise en charge est la surveillance constante des facteurs déclencheurs, donc l'élimination des allergènes.

Puisqu'il est difficile d'éviter tous les facteurs déclencheurs, les asthmatiques devraient apprendre quels sont les éléments environnementaux qui provoquent une crise. Parmi ceux-ci, on retrouve les pollens, les poussières de maison, les acariens, les moisissures, les poils d'animaux, certains aliments, etc.

Voici quelques conseils qui pourraient aider à maîtriser l'asthme dans le cadre d'une prise en charge efficace. À peu près tout commence à la maison.

Contre les moisissures

Un certain nombre de spores de moisissures et des levures proviennent de champignons microscopiques inapparents présents à l'intérieur des maisons. Les moisissures sont responsables de nombreuses crises d'asthme ; ce sont dans les pièces humides de la maison qu'elles ont tendance à se développer et à déclencher une crise d'asthme. On peut diminuer les moisissures à l'intérieur en réduisant l'humidité ambiante dans les aires habitables de la résidence, particulièrement dans la salle de bains, la salle de lavage et le sous-sol. Si c'est possible, on évitera de faire dormir l'enfant asthmatique dans un sous-sol, car le taux d'humidité est souvent trop élevé.

Les humidificateurs stimulent la croissance des moisissures et des acariens, dont il sera question un peu plus loin. On conviendra donc que ces appareils devraient être utilisés le moins souvent possible (c'est plutôt d'un déshumidificateur qu'on aura besoin) et nettoyés régulièrement.

Pour les personnes souffrant d'asthme et d'allergies, on recommande de maintenir l'humidité ambiante aux alentours de 40 %. Des fenêtres embuées sont un signe d'humidité de l'air élevée qui favorise la croissance des moisissures et des acariens. Un des meilleurs trucs pour réduire l'humidité consiste à bien aérer les pièces de temps en temps, même en hiver, en ouvrant les fenêtres. L'achat d'un hygromètre, qu'on fait étalonner une fois par an (en le mettant dans un mouchoir humide et dans un sac de plastique durant 24 heures), et l'installation d'un bon système de ventilation dans toutes les pièces de la maison représentent de bons investissements.

Il est par ailleurs conseillé d'éliminer les plantes en pots et tout ce qui touche de près ou de loin à l'hydroculture dans la chambre à coucher de l'asthmatique, car les moisissures peuvent s'y développer.

Pour réduire l'exposition à la moisissure, il faut nettoyer et assécher toute source d'humidité, colmater les fuites et réduire la condensation (des portes et fenêtres ayant du jeu, par exemple). Il est important de nettoyer les moisissures à mesure qu'elles apparaissent avec une solution constituée d'eau de Javel diluée dans deux à quatre mesures d'eau et d'un peu de détergent à vaisselle. Il suffit d'appliquer la solution sur la surface, d'attendre une quinzaine de minutes et de rincer à grande eau. Pendant cette opération, il est conseillé de porter des gants et de bien ventiler la pièce. Il est à noter que les médecins recommandent aux asthmatiques ou qui souffrent d'allergies de ne jamais nettoyer eux-mêmes les plaques de moisissures quand elles ont gagné une certaine surface sur les plafonds, les carreaux ou les joints d'une salle de bains.

En faisant un peu de recherche, il est sûrement possible de trouver de la documentation pour vous aider à remédier à l'humidité des sous-sols. Au Canada, par exemple, la Société canadienne d'hypothèques publie un excellent livre sur le sujet.

Contre les acariens

L'allergie aux acariens de la poussière (des insectes invisibles à l'oeil nu) est probablement la plus importante aboutissant à l'asthme. Avec les moisissures, ce sont les déclencheurs d'asthme (allergènes) les plus fréquents à l'intérieur de la maison. Dans chaque pièce de la maison, la concentration en acariens est variable. L'élimination de la poussière de maison est absolument nécessaire si un membre de la famille y est allergique et servira de mesure préventive pour les autres membres de la famille qui ne sont pas (ou pas encore) allergiques.

D'ailleurs, cette mesure s'applique tout particulièrement à la chambre à coucher, l'endroit où on passe plus de temps que dans tout autre (il est surtout question ici des enfants ; je sais très bien que plusieurs personnes passent de plus en plus de temps ailleurs que dans leur chambre à coucher. Nous pourrions en reparler dans un autre livre si vous voulez...).

Si l'humidité est suffisante, les acariens ont tendance à se propager surtout dans les matelas (dont les matelas de fibres synthétiques), les oreillers et les couvertures. La première chose à faire consiste à bien aérer la chambre à coucher et la literie. On obtient ainsi un climat défavorable pour les acariens avec une humidité relative de l'air ne dépassant pas 50 % et une température de 16 °C à 18 °C dans la chambre à coucher. Il faut aussi nettoyer souvent les filtres à air afin d'entraver la circulation de la poussière quand le système de climatisation est en marche.

Les acariens se multipliant dans les matelas, les housses antiacariens en vinyle ou en coton et polyester avec membrane protectrice munie d'une fermeture éclair sont conseillées ; on en recouvrira complètement le matelas et le sommier. La même protection devrait s'appliquer aux oreillers (les oreillers en plumes ou en duvet sont à proscrire). Un autre avantage des housses en vinyle, c'est qu'elles permettent un nettoyage facile en essuyant la poussière avec une éponge humide. Ces housses sont en vente dans les magasins de fournitures médicales.

Les draps et les taies d'oreillers doivent être changés et lavés à l'eau chaude toutes les deux à quatre semaines. Les couvertures de laine doivent être remplacées par des couvertures en fibres synthétiques ou en coton et lavées à l'eau chaude (60 °C ou 65 °C) au moins une fois par mois. Les housses de coussins en duvet peuvent aussi être colonisées par les acariens, mais un lavage mensuel à 60 °C empêche leur croissance.

Ces mesures doivent être prises pour tous les lits d'une même chambre. Soit dit en passant, les lits à étages ne sont pas recommandés, car le dormeur du bas respire la poussière du haut. On serait tenté de résoudre ce problème en faisant coucher l'enfant asthmatique à l'étage supérieur, mais en considérant l'aspect préventif de la chose, ce ne serait pas une si bonne idée pour son frère ou sa sœur qui coucherait en dessous. Pour combattre les acariens, les spécialistes préconisent de retirer de la chambre, avant de dormir, les vêtements de la journée.

Pour les enfants surtout, la suppression de la moquette est vivement recommandée. Les enfants en bas âge se déplacent souvent à quatre pattes et créent des « aérosols » d'acariens en permanence. Pour le sol, on devra donc favoriser les surfaces lisses comme un plancher de bois dur, un parquet, des dalles en liège, du novilon ou du PVC, au moins dans la chambre à coucher. Si l'on n'a pas le choix du sol parce que c'est un appartement loué, on recommande alors des tapis en fibres synthétiques à poils ras. On devra enlever tous les meubles rembourrés ou en matériaux souples dans la chambre. On débarrassera aussi de cet endroit, selon son jugement bien sûr, tous les jouets, livres et animaux en peluche qui ne sont pas vraiment nécessaires. Les jouets en tissu et les poupées doivent être lavés toutes les semaines. Il ne devrait pas y avoir de rideaux dans la chambre.

Pour le reste, le meilleur outil demeure le nettoyage. On doit en effet épousseter fréquemment avec des chiffons humides, jetables de préférence, mais garder les surfaces sèches et exemptes de poussière. Les chiffons secs et les plumeaux sont à proscrire ; un bon truc consiste à dépoussiérer à l'aide d'un chiffon de type « essuie-tout ». Il ne faut pas oublier de laver régulièrement les stores et de passer chaque semaine une vadrouille mouillée sur le plancher. Le dépoussiérage humide hebdomadaire est meilleur qu'un nettoyage journalier superficiel. On doit laver régulièrement les radiateurs, les rebords de fenêtres et les armoires. L'emploi de l'aspirateur est souhaitable avec les fenêtres ouvertes et les portes fermées, de préférence avec un appareil neuf muni d'un filtre spécial.

Il est conseillé de laisser un espace adéquat entre le dos des grands meubles, tels que les armoires, et le mur de la chambre pour faciliter le nettoyage. De plus, au lieu d'étagères ouvertes, il est recommandé d'acheter des commodes avec des tiroirs bien fermés. Les divans en tissu sont souvent pleins d'acariens ; il faut leur préférer ceux en cuir lisse. Si nécessaire, on pourra utiliser des bombes acaricides sur les tentures, les doubles rideaux, etc. Ventiler et entretenir les placards une fois par mois est aussi conseillé.

Enfin, pour passer la nuit dans un logement étranger, on recommande d'utiliser ses propres couvertures et deux draps pour couvrir le matelas. On peut également prendre ses propres housses imperméables aux acariens.

La tâche peut sembler immense (surtout pour les personnes qui n'aiment pas faire le ménage), mais le but de toutes ces mesures est l'élimination des acariens et la diminution de la quantité de ces allergènes dans la poussière. Il s'agit d'utiliser son pouvoir de persuasion et de mettre dans le coup tous les membres de la famille ; en groupe, le travail est toujours moins lourd.

Les infections virales

L'infection virale respiratoire est probablement l'une des causes les plus courantes de l'asthme ; il faut donc traiter toutes les infections respiratoires. Chez les enfants, celles-ci entraînent souvent une aggravation de leur asthme. Personnellement, je peux affirmer que c'est vrai. Chaque fois que mon enfant attrapait un rhume ou une grippe, cela dégénérait en une crise d'asthme.

Dans certains cas, le vaccin contre la grippe est indiqué. Il peut aider à prévenir les complications virales qui surviennent à cause de la grippe et qui peuvent être à l'origine de crises d'asthme. Il faut toutefois se rappeler que le vaccin antigrippal est contre-indiqué pour les personnes souffrant d'une allergie aux œufs.

Les asthmatiques devraient se protéger des personnes malades en évitant, si possible, de les fréquenter. Par exemple, passer trop de temps dans une garderie n'est pas une situation idéale. L'asthmatique devrait aussi porter une attention particulière aux conseils donnés pour éviter la grippe, comme se laver les mains fréquemment. Ou encore, en limitant les contacts, disons trop rapprochés, avec sa tendre moitié quand elle est enrhumée. On pourra du même coup l'encourager à bien se soigner, car un rhume bien traité se soigne rapidement…

Les poils d'animaux

Les animaux domestiques sont souvent à l'origine de manifestations allergiques respiratoires qui conduisent souvent à l'asthme. En effet, les pellicules des animaux à plumes ou à poil nourrissent les acariens et peuvent provoquer eux-mêmes d'autres allergies. Les chats sont le plus souvent en cause, mais il y a également les chiens, les cobayes, les hamsters, les oiseaux, les chevaux...

La solution idéale consiste à se débarrasser de l'animal. Pour enlever toute trace d'un animal une fois qu'il a quitté la maison, il est important de faire nettoyer les conduits de chauffage, ainsi que tous les tapis et les meubles rembourrés à la vapeur. Ce processus devrait être répété environ quatre mois plus tard.

Il reste que faire disparaître l'animal de compagnie est plus facile à dire qu'à faire, surtout avec des enfants. Votre enfant risque sûrement d'être très malheureux pendant une certaine période, mais c'est vraiment la meilleure solution. La sensiblerie n'est pas de mise quand la santé de votre enfant est en jeu. Soit dit en passant, en bas âge, l'enfant a beaucoup de difficulté à comprendre que c'est pour son bien avant tout qu'on délaisse l'animal de compagnie. De plus, cela peut prendre une tournure très délicate quand il y a d'autres enfants à la maison. En plus d'avoir beaucoup de peine, le malade pourrait développer un fort sentiment de culpabilité relativement aux réactions de ses frères et sœurs.

Une solution de rechange est d'avoir dans le voisinage un parent ou un bon samaritain qui accepterait d'adopter votre animal de compagnie. Ainsi, les enfants pourraient voir régulièrement leur ami à quatre pattes et la pilule pourrait être moins difficile à avaler. On serait tenté de remplacer le chat ou le chien par un autre animal, mais il y a encore des dangers. Un petit oiseau dégage aussi des allergènes qui pourraient nuire à l'asthmatique ; de plus, il faut savoir que la nourriture pour poissons peut également causer des allergies.

S'il est vraiment impossible de se séparer de l'animal, il faut à tout le moins lui interdire la chambre de l'asthmatique et faire disparaître le plus souvent possible les poils. Il est plus facile d'enlever les poils du chien ou du chat sur les meubles et les vêtements en utilisant un mouchoir imbibé d'un fixatif pour cheveux. L'enfant devrait évidemment minimiser ses contacts avec l'animal en question. Laver le chat ou le chien chaque semaine pourrait également être utile.

Cela ne réglera peut-être pas vos problèmes, mais il semble que les chats mâles castrés ou les femelles produisent moins d'allergènes que les chats mâles non castrés. En effet, la production d'allergènes dépend d'une influence hormonale. C'est toujours bon à savoir.

Les aliments à privilégier

Certains aliments agissent comme des anti-inflammatoires et des bronchodilatateurs et peuvent prévenir et soulager les crises d'asthme. Parmi les aliments anti-inflammatoires, on retrouve l'ail et l'oignon (à moins d'allergies à ceux-ci), l'huile de canola, le saumon, le thon, le maquereau et les sardines, qui sont riches en acide gras oméga-3. On remarque d'ailleurs moins d'asthmatiques parmi les populations où les produits de la pêche constituent la base de l'alimentation.

L'oignon et l'ail sont riches en vitamine C et en quercétine qui inhibent la production de leucotriènes en plus d'avoir des propriétés bronchodilatatrices. La quercétine est un flavonoïde issu de végétaux. Ses effets antiallergiques, anti-inflammatoires et antioxydants sont appuyés par des études réalisées sur des animaux et des humains. La fréquence de l'asthme était significativement plus faible chez les sujets ayant des apports élevés en quercétine dans leur alimentation. Outre l'oignon et l'ail, le chou-rave, le brocoli, les baies, le thé, le chou, la pomme, le chou-fleur, plusieurs graines et noix contiennent de la quercétine.

Les fruits et les légumes frais riches en vitamine C comme l'abricot, le cantaloup, les agrumes, la pêche, l'ananas, le brocoli, la carotte, le poivron, les haricots et les épinards sont aussi recommandés, car ils offrent une résistance supplémentaire contre les bronchites et les autres infections des poumons.

Le zinc, qui se retrouve en abondance dans les viandes maigres, les huîtres, les céréales complètes et le yogourt, renforce le système immunitaire et permet au corps d'être plus résistant aux infections. Les condiments et les épices (tels que le chili, la moutarde forte, l'ail et l'oignon) ainsi que tous les aliments épicés sont des bronchodilatateurs naturels qui aident à fluidifier le mucus présent dans les bronches. Ils facilitent ainsi la respiration chez les asthmatiques en dégageant les voies respiratoires.

Attardons-nous un peu sur le café. À une certaine époque, une personne qui faisait attention à sa santé et qui lisait les informations concernant la bonne alimentation bannissait le café de sa diète. C'est que la caféine avait très mauvaise presse. Au fur et à mesure des progrès scientifiques, le produit a en quelque sorte regagné ses lettres de noblesse. Pour les asthmatiques en tous les cas, le café n'est pas à proscrire. En effet, la caféine se révèle un bronchodilatateur efficace pour soulager les symptômes de l'asthme. D'ailleurs, avant d'avoir recours à la médication actuelle, le café était utilisé pour réduire les symptômes de la crise d'asthme. La caféine a des propriétés qui s'apparentent à celles de la théophylline, un bronchodilatateur encore couramment prescrit de nos jours.

La caféine et la théophylline ont la particularité de dilater les bronches et de faciliter la respiration; elles sont donc tout indiquées pour combattre les crises d'asthme. Il semble que deux tasses de café fort constituent un traitement d'urgence aussi efficace que la théophylline pour une crise d'asthme.

Les polluants

La pollution de l'air accroît les difficultés respiratoires chez les asthmatiques. Il est donc recommandé d'éviter, quand c'est possible, de rester trop longtemps à l'extérieur les jours où l'indice de pollution ou d'humidité est élevé. Par exemple, on fera ses exercices à l'intérieur et on gardera ses fenêtres et portes fermées en maintenant une température fraîche dans la maison grâce à l'utilisation d'un climatiseur qui recycle l'air. Dans ce dernier cas, il ne faudrait pas oublier de laver le filtre du climatiseur à l'eau, de passer l'aspirateur sur les conduits (encore du ménage !) et de nettoyer les accumulations d'eau avec du savon et de l'eau de Javel une fois par semaine.

Encore là, ce n'est pas tout le monde qui a les moyens financiers ou la possibilité d'installer dans sa maison ou son logement un climatiseur qui recycle l'air. Les personnes qui ne peuvent se doter de cet appareil devraient quand même garder les fenêtres fermées en été lors des journées chaudes et humides. Un bon truc pour rendre la température plus supportable à l'intérieur consiste à ouvrir toutes les fenêtres la nuit et à les fermer au petit matin; ce faisant, on tirera tous les stores et rideaux afin de bloquer l'entrée des rayons du soleil. Ainsi, la température à l'intérieur de la maison restera plus fraîche plus longtemps.

Parlant de pollution, il est impératif de bannir la cigarette de la maison, car la fumée irrite le système respiratoire et facilite l'apparition de nouvelles crises d'asthme. Pour les éviter, les meilleurs moyens sont encore de cesser sa consommation de tabac et, pour les non-fumeurs, de limiter leur exposition à la fumée de tabac imposée par les fumeurs de leur entourage. Les asthmatiques devraient aussi éviter le plus possible les lieux enfumés et se tenir loin des feux de cheminée ou de barbecue.

Les personnes sujettes à l'asthme devraient éviter les insectifuges en vaporisateur, particulièrement s'ils contiennent des produits chimiques comme le DEET qui peuvent déclencher une crise. Pour les remplacer, il existe des répulsifs naturels en lotion ou en flacon à bille. Certains disent que ces produits sont beaucoup moins efficaces que le DEET; peut-être, mais il suffit d'en appliquer plus souvent et le tour est joué.

Le pollen

Les sources de pollen comme les arbres, l'herbe et l'herbe à poux posent davantage de problèmes durant la saison des allergies qui peut durer de mai à septembre. Comme on le fait pour éviter les polluants, il faut garder les portes et les fenêtres fermées afin d'empêcher les particules de pollen et les spores de moisissures portées par l'air de pénétrer dans la maison. On cherchera à rester le plus souvent possible à l'intérieur.

Votre grand ado ne demandera pas mieux, s'il rentre tard, dort toute la journée et s'il est, en plus, un mordu de la télé et des jeux vidéo. Personnellement, quitte à me faire accuser de négligence envers l'enfant (là, j'exagère un peu), je refuse de suivre les spécialistes dans ce domaine, à moins bien sûr d'avoir un enfant qui souffre d'un asthme très grave. Je ne peux comprendre comment un enfant, qui passe la belle saison enfermé entre quatre murs, peut se sentir bien. D'autant plus qu'on a vu qu'avec les acariens et les moisissures, les asthmatiques ne sont pas protégés à 100 % dans la maison...

Tout ça dépend, bien sûr, des allergies de l'enfant, mais je crois que nous devons faire la part des choses. Si un enfant vit dans le centre-ville et que le taux de smog est à son plus haut niveau par une journée chaude et humide, il vaut peut-être mieux lui trouver quelque chose à faire à l'intérieur. Pas besoin d'être asthmatique d'ailleurs pour être incommodé dans de telles conditions. Pour le reste, il faut, à mon avis, se servir de son jugement...

J'aime mieux que mon fils se serve de sa « pompe » de temps en temps que de le voir amorphe, le teint vert en plein été parce qu'il est resté à l'intérieur la plupart du temps. Il suffit de se servir de son bon sens et de rester attentif. Par exemple, les asthmatiques auraient intérêt à éviter de se rouler sur la pelouse fraîchement tondue. En fait, l'enfant allergique ne devrait pas tondre le gazon... mais il n'est probablement pas allergique à corder le bois ou à faire la vaisselle !

Malgré tout, en période de pollinisation, il serait peut-être utile d'éviter les sorties à la campagne et de remettre les repas champêtres et les pique-niques à plus tard. Aujourd'hui, à la radio ou à la télévision, les météorologues nous informent souvent des taux de pollens. Des sites Web existent également pour renseigner les gens au sujet des taux de pollens dans différentes régions.

Les exercices

La plupart des asthmatiques ont une respiration sifflante, une quinte de toux ou un essoufflement pendant ou quelques minutes après une séance d'exercices ou un effort physique. On parle alors d'asthme d'effort, ce qui ne devrait pas les empêcher de participer à presque toutes les activités. Il y a cependant quelques mesures à adopter – qui ne sont ni spéciales ni spectaculaires – afin de diminuer les symptômes ressentis lors de l'exercice. Rien, en tout cas, qui permet aux asthmatiques de se sentir marginalisés.

En effet, on conseille aux asthmatiques de se réserver une période d'échauffement musculaire avant une séance d'exercices et une période de récupération par la suite. Tout le monde, asthmatique ou non, devrait prendre une telle habitude. Cependant, il est important pour les asthmatiques de s'échauffer longtemps et de démarrer progressivement ; ils ne doivent jamais démarrer à froid et violemment ! La préparation à l'exercice physique doit être d'autant plus progressive si le sport choisi est « asthmogène ». Ceci est le cas pour le ski de fond ou la course à pied.

La prise d'un médicament dilatateur de courte durée d'action (la pompe bleue) peut être utile de 10 à 15 minutes avant de faire de l'exercice afin de prévenir l'apparition des symptômes de l'asthme ou le déclenchement d'une crise. De plus, en cas de gêne pendant l'activité, une ou deux bouffées soulagent immédiatement. Il est parfois possible d'associer plusieurs médicaments de classes différentes, mais l'avis d'un médecin est indispensable.

Le sportif asthmatique doit apprendre à moduler son effort en fonction de son état respiratoire. Autrement dit, il est important de faire l'activité à son rythme, de respecter ses capacités et de se reposer à intervalles réguliers durant la séance d'exercices. Tout est affaire de mesure et de patience. Il ne faut pas oublier non plus de respirer le plus possible par le nez. Naturellement, on diminuera ou cessera ses activités physiques s'il y a une infection ou si l'asthme devient trop embarrassant.

Pour les sports à l'extérieur, les asthmatiques tiendront compte des conditions climatiques. Par exemple, il est préférable de se couvrir la bouche et le nez avec un foulard ou une cagoule lors de la pratique de sports d'hiver. Enfin, on évitera l'exercice à l'extérieur s'il fait trop froid, si l'air est trop pollué ou lorsqu'il y a une densité pollinique très élevée. Dans ces conditions, le sportif devrait choisir des exercices intérieurs, comme la bicyclette stationnaire ou le tapis roulant.

Les asthmatiques sportifs doivent aussi apprendre à être patients. Par exemple, ils ne devraient pas reprendre le sport en période de convalescence de maladies très fatigantes comme la grippe, l'hépatite, la mononucléose ou la scarlatine.

Il faut savoir aussi, surtout pour les sportifs de pointe, que certains médicaments sont contre-indiqués en compétition pour des raisons de dopage. Les médicaments qui soulagent l'asthme peuvent être autorisés avec une ordonnance justifiée et un dossier médical complet sous la responsabilité d'un pneumologue agréé par la fédération sportive.

En voyage

Un asthmatique peut et doit évidemment voyager comme tout le monde. Toutefois, certaines précautions s'imposent, car la plongée souvent brutale dans des milieux allergéniques totalement différents du milieu habituel peut parfois contribuer au déclenchement d'une crise d'asthme. Un certain nombre de règles et de conseils simples permettent aux asthmatiques de voyager normalement et d'éviter les mauvaises surprises. Ainsi, quelques précautions sont à prendre concernant la trousse de voyage, le transport, le choix de la résidence, la maison de vacances et le lieu de voyage.

La trousse de voyage devrait renfermer les médicaments habituels de l'asthmatique qui sont, en général, les bronchodilatateurs et les anti-inflammatoires. Les accessoires comme les aérosols-doseurs, les inhalateurs à poudre sèche, les nébuliseurs et les dispositifs d'espacement (il en existe des pliables) devraient être placés dans un bagage à main facilement accessible. En effet, il faut à tout instant pouvoir faire face à une crise. Il peut être également utile d'apporter un débitmètre de pointe afin d'évaluer une gêne respiratoire et d'adapter le traitement.

Pour les voyages à l'étranger, on prendra la précaution de demander à son médecin traitant de fournir une quantité suffisante de médicaments et une ordonnance de renouvellement si possible en anglais (servant de justificatif auprès des autorités douanières). En cas d'asthme et de traitement compliqués, une description précise en français et en anglais est nécessaire. Avant d'aller à l'étranger, il est opportun de se renseigner au sujet des vaccins nécessaires et recommandés. Les patients allergiques à l'ovalbumine (protéine de l'œuf) ne peuvent être vaccinés contre la fièvre jaune, la grippe et l'encéphalite à tiques. Il faut alors envisager une désensibilisation préalable. Par ailleurs, les asthmatiques peuvent demander d'être vaccinés préventivement contre la grippe et le pneumocoque.

En voyage, quel que soit le moyen de transport, il faut faire attention aux bouches d'aération et de ventilation, aux appareils à air soufflé et aux changements brutaux de température dus aux climatiseurs. En somme, peu importe si on voyage en avion, en train, en bateau ou en voiture, il suffit de prendre les précautions habituelles concernant les facteurs déclencheurs de crise comme les animaux, le tabac, la poussière, etc. Par exemple, en avion, en train ou en bateau, on choisira des places réservées loin des sections pour les fumeurs.

À noter que les chalets ou maisons de vacances, ouvertes seulement en été, sont habituellement pleins de poussières. Quant aux vieux parquets plus ou moins disjoints, ce sont des nids d'acariens. Avant l'arrivée de la famille, il serait de mise d'envoyer un « émissaire » pour aérer les pièces et les déshumidifier. Dans les maisons de location, on fera attention à la literie. Il ne faut pas oublier d'emporter une housse antiacariens, une bombe acaricide et un oreiller en synthétique. Un jeune asthmatique pourrait dormir sur un lit pliant, plus facile à entretenir.

En vrac

Le traitement de l'asthme est parfois contraignant par sa durée. Néanmoins, il est impératif de suivre strictement l'ordonnance de son médecin traitant. Même si on a l'impression de se sentir mieux avec les bêta2-agonistes (bronchodilatateurs), il faut continuer de prendre ses anti-inflammatoires afin de limiter, justement, l'inflammation bronchique. En effet, les anti-inflammatoires n'agissent pas rapidement et nécessitent une prise régulière et prolongée, car leur action prend de trois à sept jours avant de se manifester.

L'utilisation du débitmètre de pointe est vraiment utile dans une perspective de surveillance de l'asthme. En vérifiant régulièrement la mesure de son débit expiratoire à l'aide de cet appareil, il est plus facile de mesurer l'efficacité du traitement et de prévoir les crises. On prend d'abord une mesure quand l'asthmatique est au sommet de sa forme, question d'avoir une mesure de référence. Quand il y a des conditions de crise, on prend la mesure du débit expiratoire au lever et au coucher. Il ne faut pas oublier que ce n'est pas la longueur de l'expiration qui compte avec cet appareil mais la vitesse d'expiration.

Lors d'une crise, un asthmatique manifestera un essoufflement sévère au moindre effort. Tous savent que l'essoufflement a pour effet d'augmenter le nombre de respirations prises par minute. Alors, comment savoir si l'essoufflement de notre enfant est ordinaire ou s'il ne cache pas quelque chose ? Les fréquences respiratoires normales nous donnent un petit indice. Généralement, un enfant de 1 à 5 ans prend de 20 à 26 respirations par minute ; les jeunes âgés de 9 à 18 ans prennent de 20 à 22 respirations par minute tandis que les adultes respirent 14 fois ou moins par minute. Alors, si l'essoufflement de votre enfant vous inquiète, prenez le chrono !

Si possible, il est profitable de conserver sur soi une ordonnance pour un bronchodilatateur avec la posologie. De plus, les bracelets identifiant les personnes comme asthmatiques peuvent avoir leur utilité.

Une bonne façon de mieux vivre avec un enfant asthmatique est d'avoir des échanges avec d'autres parents d'enfants asthmatiques. L'essor de cette maladie respiratoire est tel qu'il y a sûrement un autre enfant atteint de cette affection dans votre voisinage ou dans la classe de votre enfant. Bien qu'aucun enfant ne se ressemble, un asthmatique reste un asthmatique et ces échanges avec d'autres parents ne pourront qu'être utiles.

Il en va de même à l'école. Il y a sans doute plus d'un enfant asthmatique à l'école que fréquente le vôtre, ce qui veut dire que parmi le personnel enseignant ou les autres professionnels qui y travaillent, il y a certainement quelqu'un de familiarisé avec l'asthme. Il serait bon de le vérifier avant que commencent les classes. De plus, il serait pertinent de s'informer si, à l'école, on connaît les mesures d'urgence à adopter lors d'une crise d'asthme et quelle est la procédure en vigueur.

Le dispositif d'espacement, appelé aussi chambre d'inhalation, est un tube fermé muni d'une valve unidirectionnelle qui retient le médicament vaporisé pendant quelques secondes avant que celui-ci soit inhalé. Quand un aérosol-doseur est utilisé avec ce type de dispositif, il faut le nettoyer au moins une fois par semaine avec de l'eau tiède et le laisser sécher à l'air libre.

Voici un cas: un enfant asthmatique relève d'une crise. Un peu inquiets, ses parents ne sont pas certains que tout se déroule normalement et se demandent si l'asthme est vraiment sous contrôle. Il y a quelques indices à relever pour savoir si le traitement est efficace. D'abord, il faut surveiller si l'enfant dort bien et s'il ressent des symptômes. Puis, il faut observer si l'enfant a des difficultés respiratoires (souffle court ou respiration sifflante) au point d'accomplir péniblement certaines activités. Ces symptômes, s'ils sont présents, ne seront pas aussi sévères que pendant la crise, d'où la nécessité de surveiller de près l'enfant. La présence de ces symptômes, même légers, pourrait peut-être indiquer que le traitement n'est pas aussi efficace qu'on le voudrait bien. Dans ce cas, il vaut mieux ne pas trop attendre et retourner voir son médecin.

CHAPITRE X

Vivre avec un enfant asthmatique

Comme parent, il est parfois difficile de savoir si nous réagissons de la bonne façon par rapport à notre enfant asthmatique. Remarquez que, sans avoir d'enfant malade, les parents se questionnent toujours au sujet de leur façon d'agir avec leur progéniture, et ce, de la naissance jusqu'à ce qu'ils nous visitent au centre d'accueil. Imaginez, en plus, avec un enfant malade !

De plus, il est souvent dramatique de recevoir le diagnostic : « Votre enfant est asthmatique. » Quand j'ai entendu cela, j'avoue que ça m'a donné un coup. Il faut dire qu'à l'époque, l'asthme n'était pas aussi connu qu'aujourd'hui et que les informations ne circulaient pas beaucoup à ce sujet.

Puis, j'ai pensé à l'un de mes amis, une espèce de gorille qui jouait au football américain. Pendant les matchs, je le voyais souvent revenir au banc, prendre sa petite pompe, aspirer une ou deux bouffées et retourner au jeu. Que ce soit sur un terrain de football ou dans d'autres circonstances, jamais je ne l'ai considéré comme un handicapé. Disons que ce sont davantage ses quelque 150 kilos que son asthme qui le limitaient dans certaines activités…

Je connais aussi une famille dont un des enfants est atteint de fibrose kystique et une autre dont l'aîné est atteint de mongolisme. D'autres enfants vivent constamment avec les risques mortels de choc anaphylactique que peuvent provoquer certaines allergies (arachides, piqûres d'abeilles, etc.). Cela aussi m'a aidé à remettre les choses en perspective et à mieux accepter la maladie de mon fils, d'autant plus qu'il ne souffre pas d'un asthme grave.

J'ai décidé de m'informer davantage. J'ai alors appris, entre autres choses, que même si l'asthme ne se guérit pas vraiment, il a l'avantage de bien se traiter et la personne qui en est atteinte peut mener une vie normale. De plus, avec l'asthme, on peut bénéficier d'une certaine marge de manœuvre, c'est-à-dire que le stade aigu de la crise ne vient pas instantanément, mais il faut quand même agir le plus rapidement possible. Encore faut-il apprendre à connaître les signes précurseurs, ce dont il a été question ailleurs dans ce livre.

On ne saurait trop recommander aux parents de se renseigner le plus possible au sujet de l'asthme. Aujourd'hui, nous ne sommes plus à la remorque exclusive de notre médecin traitant pour en connaître davantage à son sujet. Les sources d'information sont multiples et il faut en profiter afin de faire les meilleures interventions possible auprès de notre enfant.

Cela dit, l'attitude des parents face à la maladie déteint sur celle de l'enfant, du moins en bas âge. D'abord et avant tout, les parents doivent vaincre leur anxiété, ce qui n'est pas facile, j'en conviens, surtout lors des premières grosses crises ; c'est même terrifiant. D'ailleurs, il faut savoir que l'état de l'enfant provoque déjà chez lui un sentiment de panique : ce n'est pas le temps d'en rajouter.

Il est d'autant plus important que le parent apprenne à contrôler son anxiété car c'est justement une des premières choses qu'il enseignera à son enfant. Durant une crise en effet, l'enfant doit s'efforcer de contrôler au mieux son angoisse, car toute forme de panique risque d'accélérer la respiration, puis entraîner une hyperventilation, qui peut se traduire à son tour par une aggravation de la situation. En bas âge, ce qui fait le plus de bien à l'enfant malade, c'est de sentir la présence « rassurante » de ses parents et de se sentir accompagné.

Les professionnels travaillant auprès d'enfants malades insistent toujours pour dire qu'il importe avant tout de ne pas surprotéger l'enfant, afin de favoriser un développement affectif normal. La surprotection de l'enfant peut aussi jouer un mauvais tour aux parents. En effet, l'enfant surprotégé apprendra bien vite à « jouer » avec sa maladie et à faire – n'ayons pas peur des mots – du chantage. De plus, il aura souvent tendance à se servir d'elle comme d'une excuse dans certaines circonstances. Enfin, les parents qui surprotègent leur enfant l'empêchent de faire plusieurs activités. C'est une mauvaise idée, car si l'enfant n'a pas la possibilité de développer ses habiletés dans différents domaines, c'est son estime de soi qui pourrait être atteinte.

Les parents ne devraient pas oublier non plus – et c'est très important – que l'enfant ne vit pas nécessairement la maladie de la même façon qu'eux. C'est quelquefois difficile de savoir ce qui se passe dans sa petite tête, surtout quand il est silencieux et garde tout en dedans. Peut-être vit-il un petit drame intérieur, peut-être ne se considère-t-il même pas comme malade.

Malgré tout, on ne peut pas minimiser l'impact d'une maladie chez un enfant. Voilà pourquoi les parents doivent tout mettre en œuvre pour que leur enfant affronte sa maladie –

et ses contraintes – et qu'il développe un comportement adéquat. Une bonne aptitude à communiquer du parent peut certes faciliter les choses.

Vers six ans, quand il atteint l'âge scolaire, l'enfant asthmatique est apte à recevoir des explications plus avancées au sujet de sa maladie. Il est en mesure de comprendre que certains facteurs peuvent rendre sa respiration difficile et doit connaître ces facteurs déclencheurs de façon à pouvoir les éviter. Par exemple, en sachant le rôle que jouent les acariens dans le déclenchement d'une crise d'asthme, il sera moins réticent d'apporter son propre oreiller quand il ira coucher chez un ami. Que l'enfant connaisse les facteurs de risque, c'est déjà un grand pas.

Quand l'enfant commence l'école, les parents doivent bien se rendre à l'évidence : ils ne seront pas toujours là quand l'enfant aura des problèmes respiratoires. Voilà pourquoi l'enfant doit avoir le plus tôt possible la responsabilité de prendre ses médicaments. Naturellement, cet apprentissage se fera sous la surveillance des parents parce que prendre son médicament de la bonne façon est capital dans le traitement de l'asthme. On accordera donc à l'enfant des responsabilités appropriées en fonction de son âge, mais surtout en fonction de sa maturité.

À l'adolescence, le jeune devrait bien connaître son asthme et savoir quand prendre ses médicaments. Le problème, c'est qu'à cet âge ingrat il sait que le traitement de son asthme touche une corde sensible chez ses parents. Alors, dans sa volonté d'assurer son indépendance…

De mon côté, j'ai la chance d'avoir un enfant qui aime pratiquer plusieurs sports. C'était donc plus facile pour lui de comprendre qu'il ne suivait pas son traitement pour nous faire plaisir et que s'il négligeait de prendre ses médicaments, c'est à lui qu'il nuisait avant tout. En effet, ses performances sportives, surtout en période de crise, étaient directement reliées à la prise de ses médicaments. Il n'a donc pas eu de difficulté à comprendre qu'il devait « traîner » ses pompes avec lui.

Une chose est sûre : quand le jeune atteint l'adolescence, il est toujours préférable que les conseils, les recommandations et les renseignements viennent d'autres personnes que les parents…

CHAPITRE XI

Les asthmatiques et les sports

On l'a vu dans le chapitre consacré aux causes de l'asthme (voir à la page 21), l'activité physique est un des facteurs déclencheurs de l'asthme chez certains malades. Cependant, cet état de santé n'est pas une raison suffisante pour l'abandonner et rester à ne rien faire. En fait, l'exercice physique est un bienfait pour la plupart des gens, asthmatiques ou non. Il fortifie le cœur et les autres muscles, atténue le stress et rehausse la sensation de bien-être.

De plus, en faisant régulièrement de l'exercice, un asthmatique peut surveiller de plus près sa capacité pulmonaire. Chez l'enfant en particulier, la pratique du sport améliore l'évolution de la maladie à la fois par une meilleure efficacité respiratoire et par son impact psychologique relié à une meilleure estime de soi, à un gain de confiance et, naturellement, au bien-être physique.

L'asthme n'est donc pas une contre-indication aux sports, bien au contraire. Tous deux représentent plutôt une association hautement bénéfique !

Il y a une trentaine d'années cependant, on croyait que les asthmatiques ne pouvaient et ne devaient pas participer aux sports et à des activités physiques exigeants. On sait maintenant que c'est faux. Malheureusement, encore aujourd'hui, beaucoup d'enfants asthmatiques ne participent que peu aux activités physiques à l'école parce qu'ils croient que le sport leur est déconseillé. Cela n'est pas vrai, car l'asthme provoqué par l'exercice peut être prévenu et traité. Certes, les niveaux de tolérance à l'exercice varient, mais un enseignement personnalisé permettra aux enfants d'apprendre à trouver leur rythme pour participer aux activités qui sont à leur niveau.

Souvent, ce ne sont pas les enfants asthmatiques les plus craintifs, mais bien leurs parents. Ceux-ci seraient peut-être un peu plus tranquilles en sachant que certains sportifs asthmatiques ont pu, grâce aux traitements et à un entraînement spécifique, continuer leur carrière sportive et même gagner de nombreuses médailles dans des compétitions aussi prestigieuses que les Jeux olympiques.

Voici quelques exemples célèbres : Ren Critchlow (champion du monde de kayac en 1991), Peter Maher (marathonien olympique), Kurt Harnett (médaillé olympique en cyclisme), Charmain Crooks (médaillée olympique à la course à pied), Joan Benoit (championne du marathon féminin), Susan Auch (patineuse de vitesse canadienne), Jackie Joyner-Kersee (médaillée d'or à l'heptathlon aux Olympiques de 1988), Bill Koch (premier Américain à remporter la Coupe du monde de ski de randonnée), Rich Demont (médaillé d'or en natation), Paul Bennett (ex-joueur de football américain élu au panthéon du football) sont tous des athlètes de haut niveau atteints d'asthme !

Que penser de Mark Spitz et de ses sept médailles d'or en natation ! Et pourtant, lui aussi était asthmatique. De plus,

67 des 597 athlètes américains (soit 11,2 %) ayant participé aux Jeux olympiques de Los Angeles en 1984 souffraient d'asthme; ceux-ci avaient remporté 41 médailles (15 d'or, 20 d'argent et 6 de bronze).

Tous ces athlètes représentent la preuve vivante que, de nos jours, les traitements disponibles permettent à la plupart des asthmatiques de faire des exercices physiques et même de participer à des compétitions sportives. Néanmoins, avant de les imiter en s'engageant intensément dans une activité sportive, il convient de savoir quelques petites choses. Il serait faux de prétendre qu'il n'y a absolument aucun danger. Même dans des conditions idéales, un exercice extrêmement exigeant peut provoquer une crise d'asthme chez certains individus. Cependant, l'asthmatique apprendra très vite à gérer son effort et, surtout, à le préparer. Dans tous les cas, c'est le gros bon sens qui prévaut.

Nous avons vu dans le chapitre consacré aux trucs et conseils (voir à la page 125) que les sportifs doivent adopter quelques mesures de prévention afin de diminuer les symptômes ressentis lors de l'exercice. Un entraînement progressif est nécessaire et il faut savoir gérer son effort pour éviter une crise. Par exemple, les asthmatiques doivent parfois faire de courtes pauses au cours d'une séance d'exercices, ce qui n'est pas toujours évident.

Quand mon enfant jouait au football (il faisait souvent des crises à la fin de l'été et au début de l'automne, en pleine saison de football), il prenait deux bouffées de Ventolin une quinzaine de minutes avant de sauter sur le terrain. Ensuite, il confiait sa pompe bleue à un de ses entraîneurs. Quand il toussait beaucoup et que sa respiration était sifflante, la consigne était de se retirer du jeu pendant quelques minutes, dans le but de reprendre son souffle et de soulager sa toux. Il retournait dans l'action et s'il devait revenir au banc presque tout de suite, il demandait alors sa pompe.

C'est facile à écrire, mais je me souviens que ce n'était pas toujours facile à réaliser. Mon enfant était un fanatique du football américain. Il se sentait envahi d'une mission chaque fois qu'il sautait sur le terrain. Pas question de ne pas donner sa pleine mesure, asthme ou non. Alors pour lui, l'épisode de la petite pause avant un second traitement était un gaspillage de temps. Toujours selon lui, il aurait été beaucoup plus simple de prendre tout de suite la pompe. Mais l'idée, surtout en période critique, était de ne pas abuser des bronchodilatateurs car il ne savait pas combien de fois il en aurait besoin durant la journée. Une chance que l'entraîneur qui contrôlait la pompe… c'était moi.

Cette petite anecdote met en relief l'importance d'une bonne communication entre les parents d'enfants asthmatiques et leurs entraîneurs sportifs. J'ai été entraîneur d'équipes sportives d'enfants et d'adolescents au football, au soccer, au baseball et au hockey. Je sais que, dans certaines circonstances, il est difficile de savoir qu'un jeune est asthmatique.

Au hockey, par exemple, tous les joueurs sont essoufflés quand ils reviennent au banc. D'autre part, avec tout le bruit qu'il y a dans l'aréna, on peut avoir de la difficulté à entendre la respiration des jeunes et à relever une sibilance. Un jour, je n'étais pas très content d'un défenseur qui traînait de la patte. Il ne jouait pas à la mesure de ses capacités. Je lui ai fait sauter un tour ou deux, comme on dit. Après la partie, dans le vestiaire, je l'ai vu prendre sa pompe bleue. C'est alors que j'ai élevé le ton. Pas pour lui dire qu'il avait mal joué, mais pour lui reprocher de ne pas m'avoir dit qu'il était asthmatique.

Peu importe le sport, on doit toujours s'informer si les entraîneurs sont familiarisés avec l'asthme. Il suffit d'en parler avec eux avant le commencement de la saison, comme on doit le faire avec les enseignants, avant que l'école commence.

Quel sport choisir ?

Le type d'exercice physique peut favoriser l'apparition précoce d'une crise. On comprendra que la course à pied provoque plus de crises que le lancer du marteau. La natation, qui se pratique dans une atmosphère chaude et humide, fait moins réagir les bronches, sauf, bien entendu, si celles-ci sont sensibles aux émanations de chlore.

Comme c'est le cas de tout le monde, le choix de la pratique d'un sport chez un asthmatique doit se faire en fonction de ses goûts. Tous les sports peuvent être pratiqués, comme en témoignent les nombreux champions olympiques et athlètes nationaux et internationaux qui sont asthmatiques. Des activités comme la natation, la gymnastique et les programmes de conditionnement physique sont particulièrement indiqués pour les adultes et enfants asthmatiques, car elles leur permettent d'évoluer à leur propre rythme.

Est-ce que les asthmatiques peuvent pratiquer tous les sports ? Non ! Il y a deux exceptions : la plongée sous-marine et l'équitation.

La pratique de la plongée avec bouteilles peut être dangereuse pour les asthmatiques. En effet, il est techniquement impossible d'inhaler un médicament au fond de l'eau. De plus, l'air comprimé dans la bouteille contient une forte concentration de substances allergisantes ou non qui peuvent déclencher la crise. Quant à la pratique de l'équitation, en particulier chez l'enfant, elle est aussi déconseillée à cause de l'allergie aux poils d'animaux ou à d'autres allergènes contenus dans la paille. Dans ces deux cas, il est préférable de s'orienter vers un autre sport.

Comment diagnostiquer l'asthme post-exercice ?

En temps normal, l'essoufflement dû à l'effort diminue rapidement dès l'arrêt de l'exercice physique. Chez un asthmatique souffrant d'asthme d'effort, la respiration sifflante survient environ une minute après l'arrêt de l'exercice physique et peut s'amplifier rapidement pour aboutir à une véritable crise d'asthme.

Le diagnostic peut être confirmé par les tests respiratoires. Ils consistent à mesurer le souffle avant et après un effort : soit lors d'une course libre à l'extérieur, soit lors d'une épreuve sur une bicyclette stationnaire. Ces mesures permettent aussi d'évaluer les effets d'un traitement. Avec les indications régulières des débits expiratoires de pointe, le médecin pourra indiquer à l'enfant sportif un traitement préventif adapté.

CONCLUSION

Quelques statistiques

Nous en avons abondamment parlé précédemment, l'asthme est une affection qui compromet la qualité de vie des personnes atteintes et de leur famille. Des personnes atteintes, il y en a beaucoup plus qu'on pense. Dans notre entourage, on connaît sans doute quelques personnes, quand ce n'est pas un membre de notre famille, qui en sont atteintes. L'asthme est la principale maladie chronique touchant les enfants des pays industrialisés. Imaginez, on dit que c'est la maladie infantile la plus fréquente après le rhume.

À l'échelle mondiale, les maladies respiratoires constituent, après le cancer, la deuxième cause de décès et d'invalidité chez l'adulte. On estime que, dans le monde, les coûts associés à l'asthme dépassent ceux liés à la tuberculose et au sida combinés. On comprendra que l'asthme est une maladie qui impose un lourd fardeau financier aux systèmes de santé.

L'Organisation mondiale de la santé affirme que l'asthme n'est pas un problème de santé publique qui touche seulement les pays développés. Dans les pays en développement en effet, la fréquence de la maladie est considérablement élevée.

L'Inde compte entre 15 et 20 millions d'asthmatiques et des estimations approximatives indiquent une prévalence comprise entre 10 % et 15 % chez les enfants de 5 à 11 ans. Dans le Pacifique occidental, la fréquence va de plus de 50 % chez les enfants des îles Carolines à presque zéro en Papouasie–Nouvelle-Guinée. Au Brésil, au Costa Rica, au Panama, au Pérou et en Uruguay, de 20 % à 30 % des enfants présentent des symptômes d'asthme. La fréquence de l'asthme actif chez les enfants varie de 11,1 % en Nouvelle-Zélande à 20 % au Kenya.

La fréquence de l'asthme dans le monde est particulièrement frappante en Australie, où environ un enfant sur quatre en souffre. Curieusement, la population aborigène d'Australie ne serait pratiquement pas touchée. Le Japon n'est pas épargné : on compte environ 3 millions d'asthmatiques, dont 7 % souffrent d'asthme grave et 30 % d'asthme modéré. Une enquête conduite en Israël, chez des écoliers de 13 et 14 ans, a révélé un accroissement très significatif du taux de prévalence de l'asthme, passé de 5,6 % en 1980 à 11,2 % en 1989.

Aux États-Unis, le nombre d'asthmatiques a plus que doublé en 15 ans, passant de 6,8 millions en 1980 à 14,6 millions en 1995. Un rapport de 1998, émanant du United States Department of Health and Human Services, signale une augmentation en flèche du taux d'asthme dans tous les groupes d'âges entre les années 1980 et 1994, soit de 30,7 à 53,8 pour 1 000 (de 3,1 % à 5,4 %). Chez les enfants âgés de 5 à 14 ans, les chiffres ont grimpé de 4,3 % à 7,4 %, et chez ceux âgés de 0 à 5 ans, de 2,2 % à 5,8 %. Le nombre de décès dus à la maladie a doublé, pour atteindre 5 000 par an.

En Europe

Les affections respiratoires sont en croissance dans tous les pays européens. Dans l'ensemble de l'Europe occidentale, le nombre de cas d'asthme a doublé en 10 ans. La France, qui n'est pas épargnée avec 3,5 millions d'asthmatiques, dont un tiers a moins de 15 ans, a vu le nombre d'adolescents malades augmenter de 40 % en 15 ans. Environ sept personnes par jour meurent de l'asthme, soit plus de 2 000 par année, alors qu'on dispose pourtant de traitements très efficaces. Un Français sur cinq est atteint d'allergies et une fois sur deux, cette allergie est respiratoire. Aussi, un adulte sur 12 est asthmatique.

Entre 1980 et 1990, le nombre d'enfants asthmatiques a doublé. De 6 % à 10 % des enfants d'âge scolaire sont asthmatiques. On comptabilise 2 000 morts par an dus à cette affection, soit, à titre comparatif, un peu plus du quart des décès dus aux accidents de la circulation. Chaque année, en France, 7 millions de journées de travail sont perdues à la suite d'arrêts-maladie prescrits pour ce type de pathologie.

Les spécialistes suisses considèrent que 8 % de la population de leur pays souffrent d'asthme, contre 2 % seulement il y a 25 ou 30 ans. En Allemagne, on estime qu'il y a 4 millions d'asthmatiques.

Au Canada

Près de 3 millions de Canadiens (12,2 % des enfants et 6,4 % des adultes) souffrent d'asthme diagnostiqué par un médecin. Il s'agit de la plus importante maladie respiratoire au Canada et une des maladies chroniques les plus courantes.

Bien que le taux de mortalité associé à l'asthme soit graduellement en baisse au Canada depuis 1990, la maladie est responsable de plusieurs centaines de morts par année chez les enfants et les adultes.

L'asthme représente par ailleurs la première cause d'absentéisme à l'école (20 % de tous les jours d'absence en classe) et la troisième cause de journées de travail manquées. L'asthme entraîne environ 54 000 hospitalisations par an et est aussi la première cause de visites à l'urgence des hôpitaux (146 000 cas). L'asthme est une importante cause de souffrance, d'incapacité et d'hospitalisation chez les enfants au Canada où un demi-million d'enfants de 0 à 19 ans en souffrent. Environ 60 % de toutes les admissions à l'hôpital attribuables à l'asthme sont effectuées pour des enfants de ce groupe d'âge ; en fait, c'est la première cause d'hospitalisation chez l'enfant. De plus, 10 % des enfants et 5 % des adultes prennent des médicaments contre l'asthme.

Toujours au Canada, les taux de mortalité due à l'asthme ont augmenté à partir de 1970 jusqu'au milieu des années 1980. Les hausses les plus évidentes se trouvaient dans les tranches d'âges de 15 à 24 ans et de 65 ans et plus. En 1995, les taux de mortalité avaient baissé à un niveau inférieur à celui de 1970, sauf chez les 15 à 24 ans. Les taux d'hospitalisation due à l'asthme avaient augmenté chez les enfants dans les années 1980. Au milieu de la décennie 1990, le taux avait commencé à diminuer, mais il demeurait quand même plus élevé qu'il ne l'était dans les années 1970.

Au Canada, l'asthme est plus fréquent chez les hommes (7,1 %) que chez les femmes (5,5 %). La prévalence de l'asthme chez les adultes (15 ans et plus) s'est accrue au cours des 20 dernières années, passant de 2,3 % en 1979 à 4,9 % en 1988 et à 6,1 % en 1994.

Au Canada toujours, les coûts directs de l'asthme, qui comprennent les soins médicaux et infirmiers ainsi que les médicaments, sont estimés à 600 millions de dollars par année. En 1994, les coûts engendrés par les cas d'hospitalisation imputables à l'asthme ont atteint 135 millions de dollars.

Au Québec, on estime à 500 000 le nombre de personnes aux prises avec l'asthme, dont 300 000 enfants. Chez les adultes, la proportion d'hommes et de femmes affectés par l'asthme est similaire alors que chez les enfants asthmatiques, les garçons sont deux fois plus touchés que les filles. Chaque année au Québec, l'asthme occasionne plus de 760 000 visites chez le médecin, environ 100 000 visites à l'urgence, 56 000 jours d'hospitalisation, 3 235 journées de travail perdues, 4 000 appels pour des services ambulanciers et, malheureusement, près de 150 décès. On estime que l'asthme entraîne des coûts de plus de 150 millions de dollars chaque année pour le système de santé au Québec.

TABLE DES MATIÈRES